MANUEL

DE

L'INFIRMIER

PAR

NGUYỄN-VĂN-KHẢI

Médecin auxiliaire de l'Assistance de l'Indochine
Répétiteur à l'Ecole pratique des Infirmiers de Cochinchine

Préface de M. le Docteur LALUNG-BONNAIRE

PREMIÈRE ÉDITION

PRIX : 2 $00.

SAIGON

IMP DE L'UNION NGUYỄN VĂN-CỦA

157, Rue Catinat, 157

1923

MANUEL

DE

L'INFIRMIER

PAR

NGUYÊN-VĂN-KHẢI

Médecin auxiliaire de l'Assistance de l'Indochine
Répétiteur à l'Ecole pratique des Infirmiers de Cochinchine

Préface de M. le Docteur LALUNG-BONNAIRE

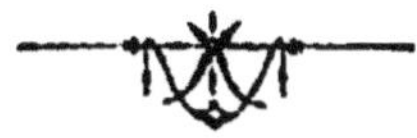

SAIGON
IMP. DE L'UNION NGUYÊN-VĂN-CỦA
157, Rue Catinat, 157
—
1923

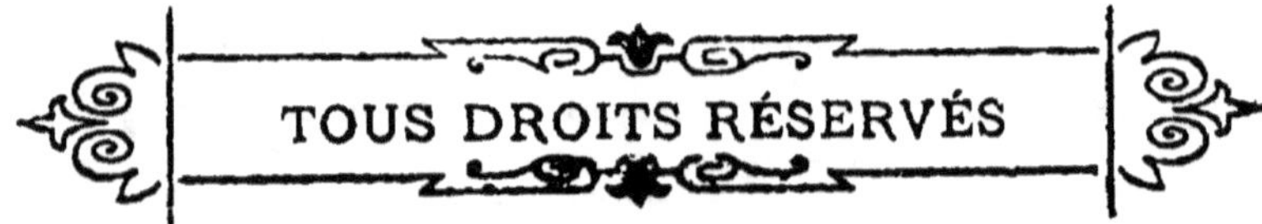

PRÉFACE

Mon cher Khai,

Vous me demandez de recommander votre petit manuel aux éièves-infirmiers. Laissez-moi vous dire que c'est là chose inutile, car la simple lecture de cet ouvrage suffira amplement à leur montrer combien il leur sera nécessaire et utile dans le cours de leur carrière.

Je ne puis que vous féliciter d'avoir entrepris et mené à bien cette tâche qui prouve combien vous aimez notre belle profession de médecins !

Bien cordialement

Cholon, le 15 Janvier 1923.

Docteur **LALUNG-BONNAIRE.**

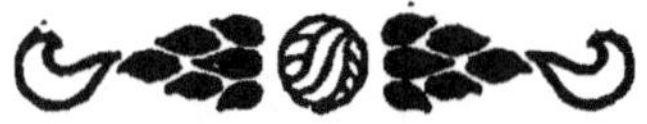

INTRODUCTION

ROLE ET FONCTIONS DE L'INFIRMIER

Le rôle du médecin est de diriger et de prescrire ; celui de l'infirmier consiste uniquement à se conformer à la direction donnée, à exécuter ou à faire exécuter les prescriptions. A lui incombe le soin de mettre en œuvre tous les petits moyens si utiles pour soulager les malades, pour rendre moins pénible leur situation et les amener à la guérison.

C'est pour vous apprendre à connaitre à fond votre tâche, à servir convenablement le malade et à bien seconder le médecin que ce livre vous est fait. Si dans ces leçons résumées, on vous donne quelques notions de petite chirurgie, de médecine, d'hygiène, de soins aux malades et aux blessés et de pharmacie, c'est uniquement pour que vous puissiez bien remplir votre mission d'aide de médecin, et que vous compreniez les dangers mortels que font courir aux malades des pratiques mal appliquées et des conseils nuisibles

Ne vous laissez donc pas, une fois ces leçons apprises, aller à empiéter sur les attributions du médecin ou du chirurgien et à voùs livrer à des pratiques qui pourraient être taxées d'exercice illégal de la médecine. Outre qu'elles tombent sous le coup de la loi, elles seraient un manquement des plus blâmables à vos devoirs envers vos maîtres, les Médecins, envers le Gouvernement qui vous a conféré le diplôme et surtout envers les malades auxquels vous risqueriez d'être plus nuisibles qu'utiles.

Vous aurez à veiller avec un soin tout particulier à ce qui concerne l'hygiène physique du malade comme aussi à son hygiène morale.

N'oubliez pas que les soins généraux à donner aux malades ont souvent sur la guérison une influence presque égale à celle d'une intervention thérapeutique la plus active.

que, placés près des malades, vous êtes les mandataires du médecin

que, sauf dans certains cas d'urgence, vous ne devez rien faire de votre propre autorité,

et qu'il faut vous contenter d'appliquer avec un soin méticuleux les prescriptions de l'ordonnance, *sans violence mais avec fermeté.*

Les excellents infirmiers sont rares, car le métier d'infirmier exige un grand nombre de qualités d'ordre moral combinées avec un véritable savoir professionnel.

PREMIÈRE PARTIE

INSTRUCTION PROFESSIONNELLE

Notions élémentaires d'administration hospitalière.

ARTICLE I.

Fonctionnement général du service de l'assistance dans les hôpitaux indigènes de la Cochinchine.

Le fonctionnement général du service de l'assistance dans les hôpitaux indigènes de la Cochinchine diffère bien peu les uns des autres.

Nous ne parlons ici que de *l'Hôpital Indigène de Cochinchine*, parce que c'est dans cet hôpital qu'on forme les infirmiers pour toutes les autres formations sanitaires.

HOPITAL INDIGÈNE DE COCHINCHINE

DISPOSITIONS GÉNÉRALES

Le personnel de l'Hôpital indigène de Cochinchine comprend : un médecin-Directeur, des médecins traitants, des médecins auxiliaires, des pharmaciens, un infirmier chef, des infirmières européennes, des infirmiers et des infirmières indigènes, un comptable, des secrétaires, des coolies et des ouvriers.

A l'Hôpital indigène, est rattachée *l'Ecole pratique des élèves-infirmiers*. Ceux-ci remplissent les fonctions d'infirmiers de visite ou d'exploitation suivant qu'ils sont du 2e ou du 1er stage.

Les divers services de l'hôpital indigène de Cochinchine
sont :

> le bureau des entrées et de comptabilité.
> les salles des malades,
> les salles des blessés,
> les salles d'isolement et de contagieux,
> la salle d'Opérations et de pansements,
> le service de radiographie,
> la pharmacie,
> le laboratoire,
> les services généraux (magasins, cuisine, salles
> de bains, morgue).

Article II.

Attributions générales et devoirs du personnel.

Médecin-Directeur,

La direction de l'Hôpital indigène de Cochinchine appartient au médecin de l'assistance le plus gradé ou le plus ancien dans le grade, qui prend le titre de Médecin-Directeur. L'autorité du Médecin-Directeur s'étend à toutes les parties du service tant au point de vue technique qu'administratif. Il a, à l'égard du personnel placé sous ses ordres, les attributions et les devoirs généraux des chefs de service.

Médecins traitants.

Les malades sont répartis dans plusieurs salles à la tête desquelles sont placés des Médecins traitants de différents grades.

Médecins auxiliaires.

Ils secondent les Médecins traitants dans les différentes parties du service et peuvent remplir les fonctions de médecins traitants. Ils sont de garde à tour de rôle à l'hôpital.

Pharmaciens.

Le pharmacien le plus ancien dans le grade est chargé, sous l'autorité du Médecin-Directeur, du service de la pharmacie. Il est l'intermédiaire hiérarchique entre le Médecin-Directeur et le personnel de la pharmacie.

Infirmier-Chef.

Il assure, sous l'autorité du Médecin-Directeur, l'ordre, la propreté et la discipline de tout l'hôpital. Il a la police spéciale des infirmiers et des élèves-infirmiers.

Comptable.

Il est chargé du service administratif de l'hôpital. Il est comptable des deniers et des matières dont il a donné récépissé; il établit toutes les écritures et fournit toutes les justifications nécessaires.

Devoirs de l'Infirmier diplômé.

L'infirmier diplômé chargé d'une division de malades sous les ordres immédiats d'un Médecin traitant prend le titre d'*Infirmier-major*.

L'Infirmier-major a autorité sur les infirmiers attachés à son service. Il veille à l'exécution de tous les détails du service pour la propreté, l'entretien du matériel et des locaux, et les soins à donner aux malades d'après les prescriptions du Médecin traitant. Il surveille les distributions de médicaments et d'aliments; il assure le remplacement du linge sale et signale le matériel en état de détérioration. Il est responsable vis-à-vis du comptable de tout le matériel qui lui est confié. Il assure la police, le bon ordre dans les salles et l'exécution des consignes. Il fait tous les matins au médecin traitant un rapport paticulier sur le mouvement des malades et sur tout ce qui s'est passé dans le service durant les 24 heures.

Devoirs des Elèves-infirmiers du 2ᵉ stage

Les élèves infirmiers du 2ᵉ stage remplissent les fo ctions d'*Infirmiers de visite*. Ils tiennent le cahier de visite, les feuilles de clinique, le carnet du mouvement des malades, le relevé alimentaire et le relevé des médicaments. Ils assurent en outre la prise de température et donnent aux malades des soins de petite chirurgie prescrits par le médecin traitant (injections hypodermiques, ventouses, pansements, lavages uréthraux, etc).

Devoirs des Elèves-infirmiers du 1ᵉʳ stage.

Les élèves-infirmiers du 1ᵉʳ stage remplissent les fonctions d'*Infirmiers d'exploitation*. Ils assurent, sous les ordres de l'infirmier major, tous les détails du service concernant la propreté, l'hygiène et le confort des malades, et aident en outre leurs camarades du 2ᵉ stage dans les autres parties du service.

Coolie.

Le coolie est chargé des gros travaux de propreté et d'entretien de la salle sous l'autorité de l'infirmier-major.

ARTICLE III.

Service journalier dans les salles de malades.

Avant 'a visite.

Le matin, dès son entrée dans la salle, le personnel infirmier s'occupe immédiatement d'aérer la salle et fait avec le plus grand soin le lit des malades. Il fera en même temps les changements de linge nécessaire. Le linge sale, étant le plus grand véhicule des microbes, est un puissant agent de contamination. Il importe, pour son enlèvement des salles, de se conformer aux instructions données. Le service de la lingerie est chargé de remplacer le linge sale par le linge propre.

Pendant qu'on change le linge, le coolie nettoie la salle avec un *torchon humide*; le balai a le grand inconvénient de faire voltiger dans l'air les poussières et les germes infectieux qui seront respirés par les malades et le personnel au détriment de leur santé.

Avant la visite, l'infirmier-major devra veiller à ce que le médecin trouve au moment de son arrivée dans la salle, tout ce qui lui est nécessaire :

Auprès du malade, la courbe de température, le crachoir, le bocal à urines, un abaisse-langue pour l'examen de la gorge. — Sur une table, le nécessaire pour le lavage des mains : cuvette avec de l'eau, savon, brosse à ongles, solution antiseptique, alcool, serviette.

Visites médicales.

Les visites ont lieu deux fois par jour : celle du matin à 7 heure ½; celle de l'après-midi appelée contre-visite, entre 3 heures et 4 heures.

Les prescriptions du médecin traitant sont faites au lit de chaque malade et sont inscrites sous sa dictée par un infirmier chargé des écritures sur le *Cahier de visite*.

Le *Cahier de visite* porte les prescriptions alimentaires et pharmaceutiques et les indications de toute nature données par le médecin traitant

Il est absolument nécessaire qu'il soit bien tenu pour éviter des erreurs qui pourraient être préjudiciables aux malades. Ce cahier a de plus une valeur réelle comme pièce de comptabilité puisqu'il constitue la justification fondamentale des consommations de toute nature.

L'infirmier chargé du cahier de visite doit écouter très attentivement toutes les instructions et recommandations du médecin traitant.

Les doses de substances toxiques prescrites par gouttes, par centigrammes et par milligrammes, doivent être inscrites *en toutes lettres*. En cas d'hésitation, il doit prier le médecin traitant d'énoncer à nouveau la prescription.

Pendant la visite, ou évitera de faire du bruit.

Aucune personne étrangère au service ne doit se trouver dans la salle au moment de la visite du médecin.

Après la visite

Les élèves-infirmiers du 1er stage font nettoyer les crachoirs, les urinaux, les bassins et les vases de nuit. (1) Ils ramassent les fioles vides et les reportent à la Pharmacie.

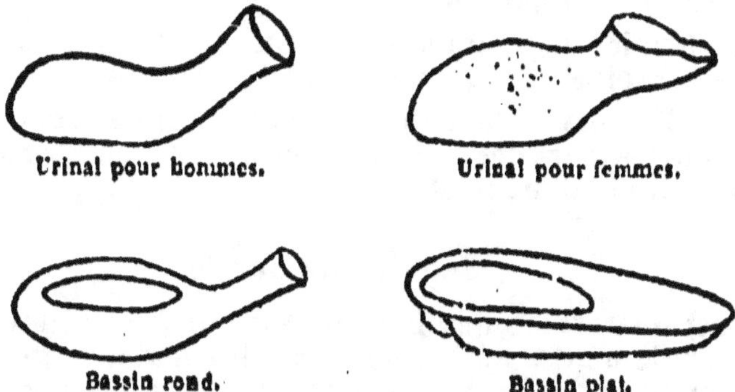

---

(1) Avant de vider dans les lieux d'aisances vases de nuit, urinaux et crachoirs, l'infirmier ajoutera à leur contenu une certaine quantité d'une solution antiseptique: crésyl à 50 pour 1.000 ou chlorure de chaux à 30 pour 1.000.

Pendant ce temps, les autres infirmiers exécutent les prescriptions de petite chirurgie prescrites par le Médecin traitant, tandis que ceux qui sont chargés de la tenue des cahiers de visite dressent le relevé des aliments & celui des médicaments, les soumettent au visa du médecin traitant et les remettent à la Pharmacie et à la dépense.

Distribution des médicaments

Les médicaments portés sur les relevés sont préparés par le pharmacien et livrés à l'infirmier qui tient le cahier de visite.

Celui-ci les distribue aussitôt aux malades en évitant avec soin toute erreur de destination et en expliquant à chaque malade la manière de prendre les médicaments qui lui sont prescrits.

Distribution des aliments

Après la distribution des médicaments, les infirmiers ont à assurer la distribution des aliments. Ils doivent vérifier si les malades reçoivent bien le régime prescrit.

Les grands malades seront servis dans leur lit. Ceux qui peuvent se lever prennent leurs repas sur les tables communes des salles.

Contre-visite de l'après-midi

Les services de l'après-midi sont, à peu de choses près, les mêmes que ceux du matin.

L'infirmier donnera à toute heure de la journée aux malades les soins dont ils peuvent avoir besoin.

Les aliments et les médicaments prescrits à la contre-visite sont portés sur des bons que vise le médecin et sont distribués immédiatement.

Service de garde.

C'est un service des plus importants, puisqu'il consiste non seulement à surveiller l'état des malades graves spécialement signalés dans les consignes, mais encore à assurer les soins d'urgence aux entrants.

Le personnel de garde comprend :
Un médecin auxiliaire
des infirmiers diplômés
des élèves-infirmiers du 1er et du 2e stage.

Médecin de garde.

Le médecin de garde doit se tenir pendant toute la durée de son service, dans la salle de garde.

S'il s'absente pour le service, il indiquera l'endroit où l'on pourra le trouver.

Il reçoit les malades entrants, fait prendre toutes les indications nécessaires à leur inscription au bureau des entrées et les classe dans les diverses salles d'après la nature de leur affection. Il porte secours partout où il est nécessaire. Il constate les décès.

En cas de blessures et d'évènements graves, il fait appeler le Médecin-résident qui jugera s'il est nécessaire de prévenir le Médecin-Directeur.

Infirmiers de garde.

Les infirmiers et les élèves-infirmières sont commandés à tour de rôle par l'Infirmier-chef pour assurer le service de garde dans les salles.

Ils doivent se tenir entièrement à la disposition des malades qui nécessitent une surveillance spéciale et des soins particuliers. Ils appellent le médecin de garde chaque fois qu'un malade le demande et que des soins imprévus lui paraissent nécessaires.

Admission d'un malade à l'hôpital.

Quand un malade demande son admission à l'hôpital, il se présente d'abord au bureau des entrées, l'infirmier de garde aux entrées prévient le médecin de garde qui, après un rapide examen, lui indique la salle où devra être traité le malade.

L'infirmier prend les renseignements utiles et les fait inscrire sur le registre des entrées. Une fois inscrit, le malade est ensuite conduit dans sa salle avec un billet d'entrée et une feuille de clinique. De là, l'infirmier de la salle le dirige au vestiaire où il fait la remise de ses effets et reçoit en échange du linge et des effets de l'hôpital.

Par exception, les malades et les blessés graves sont transportés directement à leur lit ou à la salle d'opérations, sans passer par le bureau des entrées.

S'il s'agit d'un contagieux, l'infirmier du bureau des entrées le conduit jusqu'à la porte de la salle d'isolement, fait appeler l'infirmier chargé de cette salle et lui remet le malade.

Soins pour un sortant.

Quand un malade est mis exéat de l'hôpital, l'infirmier de la salle avise le bureau des entrées de sa sortie, fait prendre les vêtements au vestiaire, envoie ses linges à la désinfection et fait nettoyer le lit.

Pour un décédé.

Quand un malade succombe, l'infirmier doit avertir immédiatement le médecin traitant ou le médecin de garde qui vient constater lui-même le décès.

Tous les objets appartenant au décédé et en sa possession au moment de sa mort, sont inventoriés avec soin (1) par l'infirmier de garde en présence du médecin de garde, de l'infirmier-chef ou d'un autre témoin pour éviter ultérieurement les réclamations des ayants-droit.

L'inventaire certifié exact par les personnes désignées ci-dessus, est ensuite remis au bureau de la comptabilité ainsi que la feuille de clinique du décédé sur laquelle le médecin traitant indique l'heure, la date du décès et la maladie qui l'a occasionné.

Puis l'infirmier fait porter le cadavre à la morgue deux heures après le décès.

Le lit et les objets de literie seront nettoyés et désinfectés.

Pour un évadé.

En cas d'évasion, l'infirmier avertit le bureau et signale si l'évadé a emporté ou non les effets de l'hôpital.

Le lit sera nettoyé comme d'habitude.

Article IV.

Rapports des infirmiers avec les malades.

Les infirmiers doivent toujours se montrer corrects envers les malades, même lorsque ceux-ci viendraient à les maltraiter. S'ils ont à se plaindre d'eux, ils devront avoir recours à l'autorité du médecin traitant ou de l'infirmier-chef.

---

(1) L'infirmier doit être désintéressé ; il ne faut pas que le moindre soupçon puisse s'élever sur la probité du personnel de l'hôpital.

Ils doivent résister aux sollicitations illégitimes des malades et faire respecter, soit par eux, soit par les personnes admises à les visiter, tous les ordres et consignes donnés par le Médecin-Directeur et le Médecin traitant.

Les malades admis dans l'hôpital, qu'ils soient indigents ou payants, doivent être traités sans aucune différence. Ils ont droit les uns et les autres, aux mêmes soins, aux mêmes égards, au même régime.

Discipline et surveillance intérieure dans les salles de malades.

Tout malade traité à l'hôpital est sous l'autorité directe du Médecin-Directeur.

Il doit obéir aux prescriptions du Médecin traitant.

Il doit être convenable envers les infirmiers.

S'il a à se plaindre de l'un d'eux, il en informe le Médecin traitant ou le Médecin-Directeur.

Il est défendu aux malades d'introduire dans l'hôpital, des comestibles ou des médicaments sans autorisation du Médecin-Directeur, de rien faire qui soit contraire au bon ordre et à la propreté des salles, ou qui puisse nuire au repos de leurs camarades.

Les jeux à prix d'argent sont interdits ainsi que tout trafic ou échange d'aliments et de vêtements.

Les malades sont individuellement responsables des détériorations volontaires du matériel et des effets mis à leur disposition.

Les infirmiers doivent les informer de ces obligations et signaler au Médecin traitant ou au Médecin-Directeur tous ceux qui refusent de s'y conformer.

Déférence envers les dames-infirmières.

Les infirmiers sont, comme les malades, tenus envers les dames-infirmières au respect et à la déférence.

Qualités indispensables de l'infirmier.

Les qualités que doit avoir un infirmier sont : la propreté, l'obéissance, le dévouement, la discrétion, l'énergie, l'amour du travail.

1° *Propreté* — Le personnel hospitalier doit avoir des vêtements propres et du linge propre, *jamais de linge douteux*. Il changera ses blouses et ses tabliers au moins une fois par semaine. Dans la salle, tout doit être d'une propreté irréprochable : malades, draps, lits, parquets, murs, cabinets, bassins, etc.

C'est de tous ces soins de propreté et des précautions d'antisepsie et d'asepsie que dépendent, comme nous le verrons plus loin, la guérison ou la mort des blessés.

2° *Obéissance* — L'infirmier doit suivre fidèlement les prescriptions du chef de service et se conformer strictement aux instructions qu'il reçoit de lui pour les soins à donner aux malades.

Il est tenu à la même obéissance aux ordres de l'Administration et doit observer scrupuleusement le règlement de l'hôpital. Il ne doit en aucune façon s'ingérer dans la partie administrative du service, mais, au contraire, veiller à ce que les décisions de l'Administration soient respectées et exécutées.

L'obéissance au médecin doit être absolue ; le médecin-traitant pourra se priver des services d'un infirmier qui n'exécute pas exactement ses ordres et qui lui dissimule ses manquements.

3° *Dévouement.* — Le dévouement est aussi une qualité fondamentale de l'infirmier ; un infirmier non dévoué est indigne de soigner les malades.

L'infirmier doit toujours supposer que le malade confié à ses soins soit un membre de sa famille ; il doit le traiter avec la même sollicitude et les mêmes ménagements. Un bon infirmier dévoué attire toutes les sympathies et gagne la confiance de ceux qu'il soigne.

Il faut comprendre que l'on a, à l'hôpital, surtout affaire à des malheureux qui ont grand besoin de consolations et de soins.

Le malheureux est une « chose sacrée ». Il faut le plaindre et le respecter.

4° *Discrétion.* — (Stricte observation du secret professionnel (1).)

L'infirmier ne doit révéler rien de ce qu'il a pu apprendre en soignant un malade, rien des confidences que le malade lui a faites.

A l'hôpital, l'infirmier interrogé sur la nature et la cause de l'affection du malade, doit se montrer d'une discrétion absolue et répondra qu'il appartient au chef de service seul de fournir le renseignement.

---

(1) La violation du secret professionnel est punie de prison par le Code pénal.

Un infirmier correct s'abstiendra de tout commentaire sur le corps médical en général et sur le médecin traitant en particulier.

5° *Energie.* — L'infirmier ne doit pas céder aux sollicitations illégitimes des malades. Il fera au contraire observer énergiquement les règlements de l'hôpital. Par l'excellence de ses soins et sa bonne tenue, il saura prendre sur les malades un ascendant moral et une légitime autorité.

6° *Amour du travail.* — Un bon infirmier doit aimer son travail et son métier. Il doit s'acquitter de sa tâche sans déplaisir et ne fera jamais sentir à son malade de la répugnance ou du dégoût.

Il lui faut du courage pour vaincre la fatigue physique et même morale qui menacerait de l'arrêter dans l'accomplissement de sa tâche. Il lui faut aussi parfois beaucoup de dévouement pour remplir son devoir jusqu'au bout !

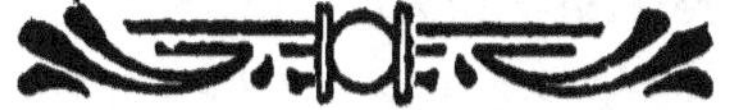

DEUXIÈME PARTIE

INSTRUCTION TECHNIQUE

TITRE 1
Petite chirurgie

CHAPITRE I.

Opérations de petite chirurgie et soins aux malades
(pratiques thérapeutiques diverses).

Parmi les opérations dites « de petite chirurgie » les unes sont confiées aux infirmiers : *onctions, frictions, sinapismes, vésicatoires, bains, lavements, ventouses, injections hypodermiques*, etc ; les autres doivent être faites par le médecin, mais l'infirmier qui l'assiste doit connaître la technique pour préparer, entretenir et mettre en marche les instruments ou le matériel nécessaires : *thermocautère, ponctions, appareil de Potain*, etc.

L'infirmier a le *devoir de s'instruire*, pour exécuter convenablement les prescriptions médicales, mais il n'a pas le droit de faire une piqûre, d'appliquer un vésicatoire sans avis du médecin.

§ I. — Onctions

Consistent à étaler simplement avec douceur et précautions un liniment sur la partie malade avec la main.

Après l'onction, il faut y laisser la substance médicamenteuse en couvrant la partie avec une feuille de coton cardé que l'on maintiendra en place avec un bandage léger.

§ II. — Friction

Consiste à exécuter des frottements rapides et répétés sur une région ou sur toute la surface du corps.

Elle est *sèche*, quand on n'emploie aucun liquide.

Elle est *humide*, quand on se sert d'alcool camphré, d'eau de Cologne, etc.

La friction se fait soit avec la main nue, soit avec un linge de toile ou une flanelle, soit avec un gant de laine ou de crin. *Légère*, s'il s'agit d'activer les fonctions de la peau ; *plus rude*, quand on veut obtenir une rubéfaction rapide et énergique, en cas d'asphyxie c 'e syncope.

§ III. — Cataplasmes et sinapismes

Les cataplasmes sont des substances de consistance pâteuse destinées à être appliquées sur la peau.

a) *Cataplasme laudanisé.* — S'obtient en délayant dans de l'eau chaude du son de riz pour faire une pâte que l'on renferme dans un morceau de tarlatane ou de mousseline et en versant sur la surface de la préparation une trentaine de gouttes de laudanum.

b) *Cataplasme sinapisé.* — Se prépare soit en délayant simplement dans de l'eau à peine tiède la farine de moutarde en quantité suffisante pour obtenir une pâte consistante qui sera étendue ensuite entre deux feuillets de tarlatane ou de mousseline ; — soit en saupoudrant extérieurement un cataplas ne de son de riz refroidi de la farine de moutarde.

Le cataplasme sinapisé sera laissé 10 à 15 minutes. La douleur ressentie par le malade et la rougeur de la peau indiquent le moment où il faudra l'enlever.

Après enlèvement du cataplasme sinapisé, il reste de la moutarde sur la peau, il faut essuyer avec un morceau de coton imbibé d'eau tiède et saupoudrer la région d'amidon.

On peut aussi remplacer le catap'asme sinapisé ordinaire par le *sinapisme en feuille* préparé d'avance. C'est une feuille de papier enduite de farine de moutarde rendue adhérente par une dissolution de caoutchouc dans le sulfure de carbone et le pétrole. Pour l'utiliser il suffit de tremper le papier dans l'eau froide et de l'appliquer directement sur la peau en le fixant avec un mouchoir ou une serviette.

§ IV. — Vésication.

Très employée autrefois, elle est abandonnée aujourd'hui.

Elle est caractérisée par la formation d'ampoules ou phlyctènes remplies de sérosité.

Pour l'obtenir, on emploie :

1°) *Le marteau de Mayor*. — C'est un marteau en métal chauffé dans l'eau bouillante pendant quelques minutes et que l'on applique ensuite sur la peau, surtout au creux épigastrique dans les cas d'asphyxie ou de collapsus. Ce procédé n'est plus guère employé.

2°) *L'Ammoniaque*. — Imbiber d'ammoniaque pure une petite compresse pliée en plusieurs épaisseurs et l'appliquer sur la peau. Il se formera en peu de temps une ampoule remplie de sérosité.

3° *Le vésicatoire ou sparadrap vésicant*. — C'est un emplâtre étalé sur une feuille de diachylon portant en revers une division en centimètres et qui sera coupée suivant les dimensions fixées par le médecin.

Pour l'appliquer, il faudra essuyer la région indiquée par le médecin avec de l'alcool, saupoudrer l'emplâtre de camphre pour éviter certaines complications rénales et vésicales, le chauffer légèrement et le maintenir appliqué sur la peau avec un bandage pendant 4 à 6 heures.

Au bout de ce temps, il se forme une *grosse phlyctène* remplie de liquide. Il faudra retirer doucement l'emplâtre pour éviter de déchirer l'épiderme. Avec les ciseaux flambés, on ouvre la phlyctène *à la partie déclive* pour évacuer la sérosité, puis on applique un pansement gras en y mettant de la vaseline stérilisée ou de la pommade de Reclus.

§ V. — Cautérisation

Opération par laquelle on détruit les tissus à l'aide des agents physiques ou chimiques.

a) *Cautérisation ignée* — On emploie maintenant pour cette opération un appareil très pratique et universellement connu, le *thermocautère de Paquelin*. Cependant en cas d'urgence, on peut improviser un petit cautère au moyen d'une tringle de rideau, d'une tige de fer qu'on fait chauffer.

Thermocautère. — Se compose de 3 parties : *un cautère en platine*, un *récipient d'essence* et *une soufflerie*.

Toutes ces pièces séparables sont enfermées dans une boîte spéciale qui contient aussi une petite lampe à alcool.

Fonctionnement. — Pour faire marcher le thermocautère il faut agencer les différentes pièces ; le flacon est rempli au tiers d'essence minérale et la lampe est chargée d'alcool ; on chauffe l'extrémité de platine du cautère dans la flamme de la lampe à alcool, sans faire jouer la soufflerie. Ce n'est que lorsque la lame de platine devient rouge qu'on fait fonctionner doucement la soufflerie. La vapeur d'essence arrive alors au contact du platine chauffé et entretient la combustion du cautère qui peut être alors retiré de la flamme.

Pendant que le médecin fait des pointes de feu, l'infirmier doit entretenir la combustion en soufflant plus ou moins avec sa soufflerie d'après les observations faites par le médecin.

Après l'opération, il porte le cautère au rouge vif pour détruire les particules charbonneuses qui pourraient se déposer à l'intérieur ou à l'extérieur de la lame de platine. Il nettoie ensuite le cautère avec un linge humecté de chloroforme et le fait sécher soigneusement.

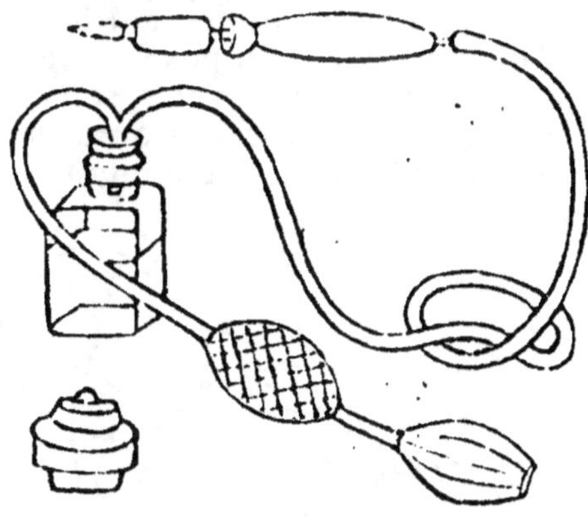

Thermocautère.

Galvanocautère. — C'est un cautère électrique employé surtout par les spécialistes de la gorge, du nez, du larynx et des yeux.

b) *Cautérisation par les caustiques.* — On emploie couramment :

1° Le *crayon de nitrate d'argent* pour cautériser les bourgeons charnus qu'il détruit par escharrification. Ce sel, réduit par la lumière, tache la peau en noir ainsi que le linge.

2°) le *sulfate de cuivre cristallisé,* taillé en crayon dans les affections oculaires.

3) le *chlorure de zinc en solution concentrée* dans la chirurgie de la tuberculose osseuse et ganglionnaire et en gynécologie. Il est appliqué avec un tampon de coton hydrophile.

§ VI. — Ventouses.

Sont des vases en verre en forme de cloche destinés à être appliqués sur la peau pour y déterminer de la congestion de toute la zône qu'ils recouvrent.

Les ventouses sont dites *sèches*, lorsque les téguments sur lesquels elles sont appliquées ne présentent point de solution de continuité elles sont dites *scarifiées* lorsqu'elles sont appliquées sur des téguments incisés et que l'on veut produire une évacuation sanguine.

Application d'une ventouse sèche — Pour appliquer une ventouse sèche, il faut d'abord chasser l'air de la ventouse en faisant brûler un morceau de papier léger ou de coton hydrophile, ou en passant rapidement la flamme d'un pinceau imbibé d'alcool, puis on la pose immédiatement à plat, en pressant quelque peu sur la peau, sans craindre de produire une brûlure. Quand une ventouse est bien appliquée, elle ne tombe pas toute seule facilement.

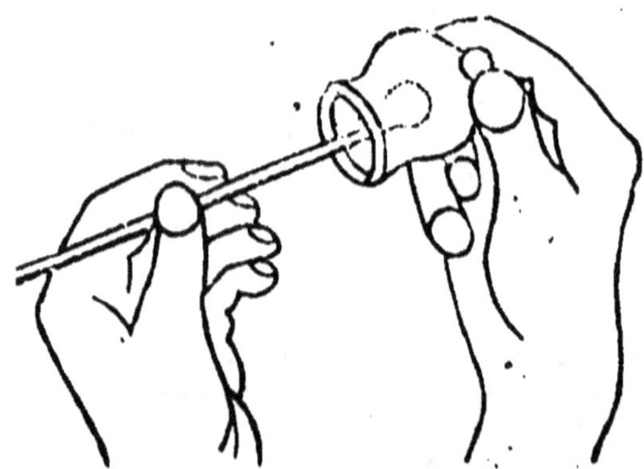

Manière de faire le vide d'une ventouse.

Pour l'enlever, il faut déprimer la peau avec le doigt sur un point de son pourtour afin d'y faire pénétrer l'air; la ventouse se détachera alors toute seule.

Quand la ventouse est enlevée, elle laisse une tâche livide formée par du sang extravasé à travers les tissus.

Application d'une ventouse scarifiée. — Faire d'abord une ventouse comme il vient d'être dit; l'enlever, nettoyer avec un peu d'alcool l'espace rouge compris dans l'intérieur de la cloche, y pratiquer avec un bistouri ou une lancette flambée des scarifications et réappliquer par dessus la ventouse. On voit alors le sang s'introduire avec rapidité dans la cloche.

La ventouse, une fois remplie, sera enlevée avec soin pour éviter de répandre le sang qu'elle contient.

Quand la ventouse est enlevée, l'hémorragie s'arrête de suite ; on essuie le sang avec du coton propre, on met une mince couche de teinture d'iode et on fait un pansement aseptique. La cicatrisation se fait en général avec rapidité.

§ VII.— Application de glace.

L'emploi de la glace comme topique est d'un usage très fréquent.

Pour appliquer la glace, soit sur la poitrine comme dans les hémoptysies, soit sur l'abdomen comme dans la fièvre typhoïde et les péritonites, l'infirmier doit introduire par petits morceaux dans une vessie à glace pourvue d'un bouchon, puis il applique la vessie ainsi chargée de glace sur la région indiquée par le médecin, en ayant soin de mettre sous la vessie un morceau de flanelle ou un morceau de coton cardé.

Cette précaution sans empêcher l'action réfrigérante de la glace, l'atténue, la rend plus facile à supporter et éviterait la gangrène que pourrait déterminer le froid longtemps prolongé.

Si le malade vient à se plaindre, l'infirmier doit soulever la vessie à glace et s'il voit la partie malade devenue blanche, il préviendra le médecin qui jugera s'il est opportun de suspendre l'application.

Quand il s'agit d'appliquer la glace sur la tête, celle-ci étant rasée, la vessie devra être maintenue par un lien fixé à un arceau.

Pour conserver la glace dans la salle, il faut la mettre dans la sciure de bois et la disposer de manière que l'eau de fusion s'écoule d'elle-même.

§ VIII.— Pulvérisation.

Consiste à projeter un nuage de vapeurs antiseptiques sur une plaie pour la bien désinfecter.

On emploie à cet effet un pulvérisateur à vapeur connu sous le nom de *Pulvérisateur Lucas Championnière.*

Description. — Cet appareil se compose essentiellement d'une *chaudière* placée sur une lampe à alcool et portant 2 tubes pour la sortie de vapeur et *d'un récipient en verre,* contenant le liquide à pulvériser, une solution phéniquée par exemple.

Préparation et mise en marche. — Pour préparer le pulvé-risateur, il faut :

1°) Dévisser le bouchon qui est à la partie supérieure de la chaudière ; remplir celle-ci d'eau simple puis le fermer hermétiquement en vissant le bouchon avec soin.

2°) Remplir le vase de verre de la solution à pulvériser.

3°) Relever les 2 becs du pulvérisateur.

4°) S'assurer que la lampe à alcool soit remplie et l'allumer.

Au bout de quelques instants, l'eau de la chaudière chante et commence à bouillir, l'appareil va entrer en pression. Pour s'assurer que le pulvérisateur est en pression c'est-à-dire en état de servir, il suffit d'abaisser un des becs du pulvérisateur. Si l'appareil est en pression suffisante, on verra s'échapper de ce tube un jet de vapeur qui deviendra un véritable nuage.

Le pulvérisateur, mis en pression, doit être placé sur une table près du lit du malade à une distance de 1 mètre à 1^{m}50 suivant la puissance du pulvérisateur.

Le pulvérisateur marche pendant 2 heures sans interruption si la chaudière et la lampe à alcool ont été bien remplies.

L'infirmier chargé de la pulvérisation doit surveiller l'appareil et l'entretenir de liquide à pulvériser que contient le vase de verre.

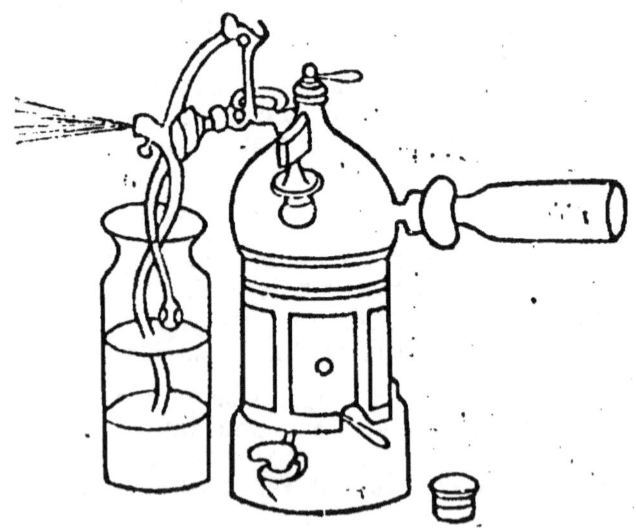

Pulvérisateur Lucas — Championnière.

S'il y a trop de pression dans la chaudière, on presse un peu sur la soupape de sûreté qui laisse échapper la vapeur et qui, par suite, diminue la pression.

Si l'on veut cesser de se servir de l'appareil, il faut éteindre la lampe, attendre un quart d'heure pour dévisser le bouchon de la chaudière pour n'être pas brûlé par le jet de vapeur de la chaudière.

§ IX. — Inhalation

A pour but de décongestionner les muqueuses des parties supérieures de l'arbre respiratoire par des vapeurs chaudes.

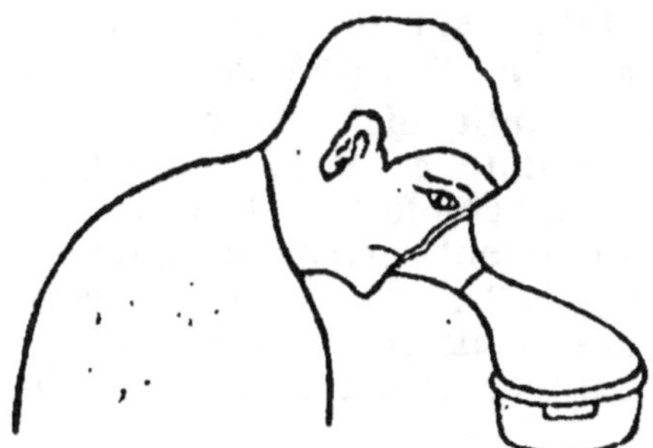
Technique de l'inhalation.

Instruments. — On utilise des inhalateurs qui canalisent les vapeurs vers le nez et la bouche, ou à leur défaut, une casserole ou un bol d'eau bouillante recouvert d'un *cornet de carton coupé à la pointe*, les yeux et le haut de la tête devant être libres.

Liquides employés. — On emploie couramment la solution mentholée :

$$\left\{\begin{array}{l} \text{Menthol} \quad\quad\quad \text{4 grammes} \\ \text{Alcool à } 90° \text{ 100 grammes} \end{array}\right.$$

§ X. — Fumigations

Consistent dans l'emploi de vapeurs médicamenteuses dégagées par la chaleur.

Sèches, elles sont obtenues en faisant brûler du papier nitré, des cigarettes et des poudres médicamenteuses comme les cigarettes et la poudre anti-asthmatiques à base de belladonne.

Humides, elles sont obtenues en jetant dans l'eau bouillante, des substances dont la vapeur entraîne les principes actifs (menthol, eucalyptol, goudron),

Faire asseoir le malade devant un récipient contenant la substance médicamenteuse prescrite, recouvrir sa tête d'une serviette et lui recommander de respirer bien par la bouche et le nez, — ou mieux recouvrir le récipient d'un entonnoir qui conduit directement les vapeurs actives dans la bouche. Cette dernière manœuvre est semblable à celle que l'on emploie dans l'inhalation parlée plus haut.

§ XI. — Saignée.

Peut se pratiquer sur toutes les veines. En général, ce sont seules les *veines du pli du coude* que l'on saigne.

Le médecin, ayant choisi le bras et la veine sur laquelle il fera la piqûre, applique sur le bras à quelques travers de doigts au-dessus du coude, un tube de caoutchouc ou un tour de bande modérément serrés, afin que le sang retenu dans les veines gonfle celles-ci et s'écoule plus facilement. L'opérateur fait alors l'incision ou ponctionne la veine avec une aiguille ou un trocart et le sang coule au dehors.

Rôle de l'infirmier dans la saignée.

a) *Avant l'opération* — Veiller à ce que le malade ne mange pas dans les heures qui précèdent la saignée.

Préparer des instruments nécessaires :

1º Faire stériliser une grosse aiguille, un petit trocart ou une lancette suivant l'avis du médecin.

2º Préparer un tube de caoutchouc pour la compression et une bande pour le pansement.

3º Quelques compresses et du coton stérilisé.

4º Un verre gradué pour recevoir le sang.

5º De l'alcool, de la teinture d'iode pour la désinfection de la peau.

b) *Pendant l'opération.* — Donner à l'opérateur les objets dont il a besoin et tenir le vase qui reçoit le sang.

c) *Après l'opération.* — Faire le pansement du coude et surveiller la syncope.

§ XII. — Massage.

Est l'ensemble des manipulations que l'on fait subir aux membres et aux articulations pour entretenir et établir les fonctions physiologiques qui ont été troul lées par une maladie.

Localement, le massage agit sur les *œdèmes et les exsudats* dont il favorise la résorption; sur les muscles, en excitant leur contractilité et en s'opposant à l'atrophie.

Indirectement, il active et régularise la circulation, d'où son action sur la nutrition

Le massage comprend 4 procédés: *l'effleurage*, la *friction*, le *pétrissage* et le *tapotement*.

a) *Effleurage*. — Consis e à passer doucement la paume de la main sur la peau, sans appuyer, en commençant par la périphérie et en glissant dans une direction centripète, de l'extrémité du membre à sa racine.

b) *Friction*. - Consiste à exercer avec la pulpe d'un pouce ou de deux pouces des pressions en des points précis. Ces pressions doivent se faire dans le même sens que l'effleurage en suivant le cours de la circulation veineuse. On peut se servir aussi de l'éminence thénar ou du talon de la main.

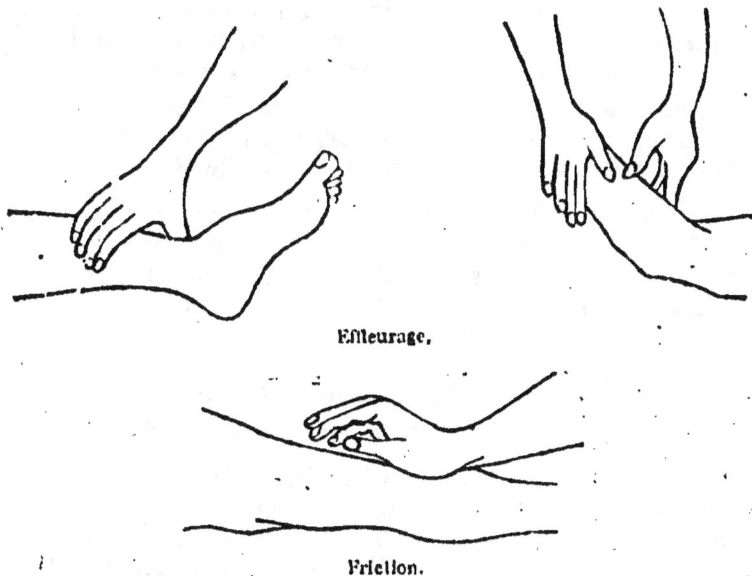

Effleurage.

Friction.

c) *Pétrissage*. — Consiste à prendre fermement à pleine main entre le pouce et les 4 derniers doigts les masses musculaires et on fait ainsi sur toute leur longueur, une série de pressions plus ou moins fortes au moyen de prises successives et rapprochées, en progressant suivant le cours du sang veineux de la région.

d) *Tapotement*. —Se fait à main ouverte ou à poing fermé en donnant des coups secs plus ou moins rapides et plus ou moins forts.

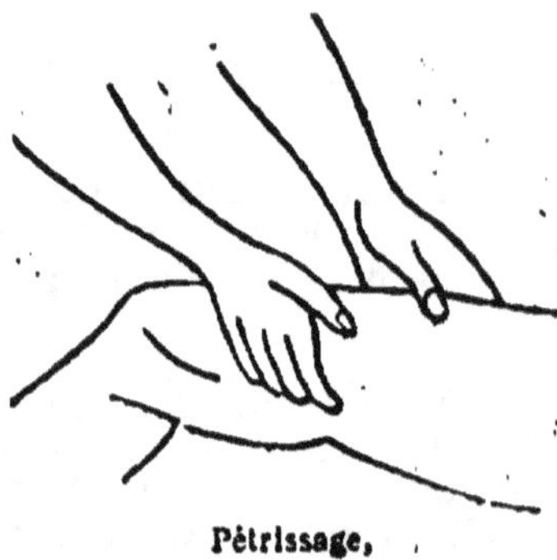
Pétrissage,

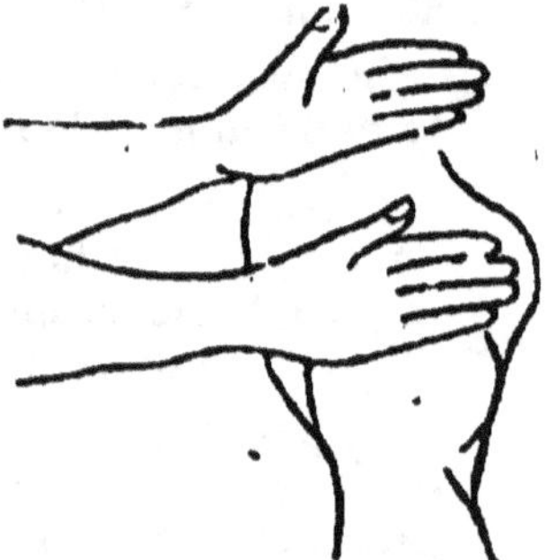
Tapotement (hachures).

A main ouverte, on frappe la région à coups répétés avec le bord cubital de la main et toujours en remontant (*hachures*) ou bien on frappe fortement la surface de la peau avec la paume de la main excavée en bateau.

Avant de commencer un massage, il faut enduire la main de poudre de talc ou d'un corps gras (huile camphrée, vaseline simple ou boriquée) pour faciliter son glissement.

Chaque séance de massage doit durer de 5 à 15 minutes.

Pour les affections articulaires, on doit ajouter aux manœuvres de massage des *mouvements alternatifs et progressifs de flexion et d'extension* dans le but de faire travailler les articulations et les muscles.

§ XIII. — Injections sous-cutanées, intramusculaires & intraveineuses

Les médicaments peuvent s'administrer soit par injections sous la peau (*injections sous-cutanées*) soit par injections dans les muscles (*injections intramusculaires*) soit par injections dans les veines (*injections intraveineuses*)

Les médicaments injectables sont nombreux; les uns stimulent l'organisme comme l'éther, la caféine, l'huile camphrée; les autres sont des calmants comme la morphine, les autres agissent comme des anesthésiques locaux comme la cocaïne, la novocaïne, la stovaïne; d'autres, comme des hémostatiques comme l'ergotine, l'adrénaline, d'autres comme des toniques, comme le cacodylate de soude, l'arrhénal; d'autres encore comme des spécifiques, le benzoate de mercure, la quinine, etc.

Les injections se font à l'aide de *seringues* dont les plus employées sont celles du *type Luër*, construites tout en verre et facilement stérilisables.

Ces seringues ont le seul inconvénient d'être fragiles; l'infirmier doit apporter un peu plus d'attention dans leur nettoyage.

Les seringues sont de dimensions variables; elles ont une contenance de 1, 2, 3, 5, 10 et même de 20 centimètres cubes. Les aiguilles sont en acier, en platine et en nickel.

Les aiguilles d'acier piquent bien, mais elles ne peuvent se stériser à la flamme et se rouillent facilement.

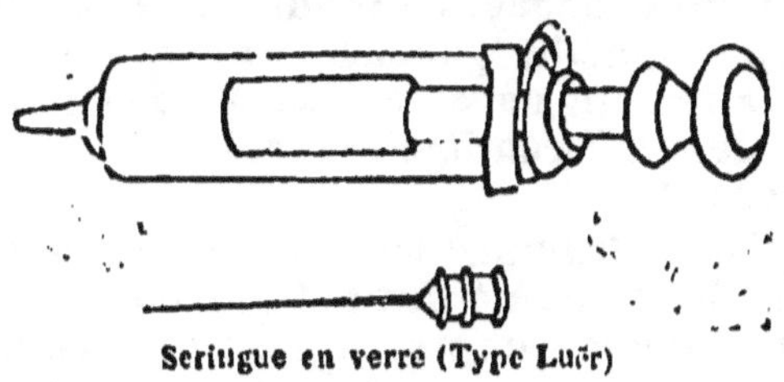
Seringue en verre (Type Luër)

Les aiguilles en platine peuvent être flambées sans être détrempées; cependant elles sont chères.

Les aiguilles en nickel supportent mal le flambage.

Technique des injections. — Comporte:

1°) la stérilisation de la seringue et de l'aiguille
2°) la stérilisation de la solution injectable.
3°) la désinfection des mains.
4°) la désinfection de la peau sur laquelle doit être portée l'injection.

La stérilisation (1) *de la seringue et de l'aiguille* Consiste à démonter la seringue, la plonger dans l'eau froide et la faire bouillir avec l'aiguille dans une casserole ou dans une poissonnière pendant 10 à 15 minutes. La retirer avec une pince flambée où avec les mains lavées à alcool.

---

(1) La stérilisation est l'acte par lequel on prive un objet quelconque des germes qu'il contient. Les principaux moyens employés sont la chaleur sèche ou humide et les antiseptiques.

Supposons que la solution contenue dans le flacon soit propre, stérilisée, l'infirmier désinfecte ses mains en se savonnant et en les passant à l'acool ou en les trempant dans une solution antiseptique. Puis, avec les mains propres, il prend la seringue, aspire le contenu du flacon. Une fois la seringue chargée, il la relève pour pousser doucement le piston en chassant les bulles d'air. La seringue étant ainsi purgée d'air, il adapte l'aiguille, puis désinfecte la peau du malade avec un peu d'alcool, d'éther ou de teinture d'iode.

S'il s'agit d'une *injection sous-cutanée*, il fait un pli à la peau et fait pénétrer l'aiguille à la base de ce pli, parallèlement à la surface cutanée ; il pousse lentement le piston, puis il retire d'un mouvement rapide seringue et aiguille simultanément.

S'il s'agit d'une *injection intramusculaire*, on emploiera une aiguille plus longue, on tendra la peau entre l'index et le pouce de la main gauche et on enfoncera l'aiguille perpendiculairement dans l'épaisseur des muscles à une profondeur de 5 à 7 centimètres suivant que le sujet est maigre ou gras.

Les *injections intraveineuses* comportent les mêmes préparatifs auxquels on ajoute une petite bande ou un tube de caoutchouc pour la compression du bras comme dans la saignée. Ce sont des *opérations délicates et dangereuses ; elles ne doivent être faites que par le médecin.*

Avant de remplir sa seringue pour faire l'injection, l'infirmier doit s'assurer, en lisant l'étiquette du flacon, qu'il a bien en main le médicament prescrit et que la solution de ce médicament a bien le titre indiqué par le médecin.

Régions où l'on pratique habituellement les injections sous-cutanées

Face externe des cuisses, face externe des bras, région deltoïdienne, région sus épineuse et omo-vertébrale. Ne pas faire des injections au voisinage des vaisseaux importants.

Avant de piquer un endroit quelconque, s'assurer qu'il n'existe pas de veinule appréciable à la vue.

Régions où l'on pratique des injections intramusculaires

On choisit d'habitude le 1/3 supérieur de la région fessière pour faire des injections intramusculaires, parce que ces régions ont plus de muscles et pas de vaisseaux ni de nerfs.

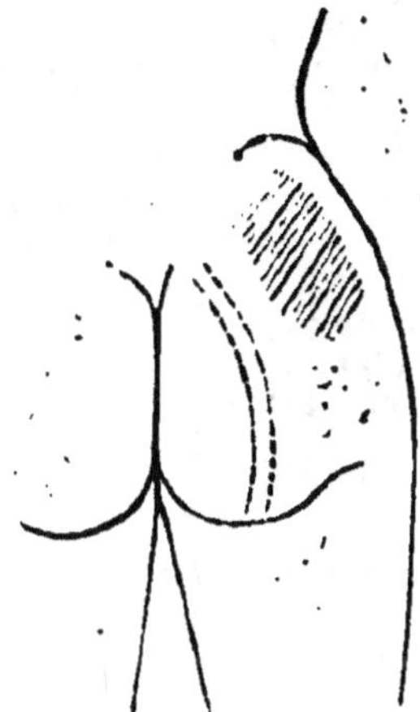

Les hachures représentent la zône d'élection
pour les piqûres intramusculaires.

Accidents à éviter.

a) *Douleur.* — Quand une injection cause de la douleur malgré les précautions d'asepsie on la soulage avec succès par l'application de *compresses chaudes humides.*

b) *Abcès* — Si l'infirmier a bien observé les précautions d'asepsie vis-à-vis de la seringue et de l'aiguille, de la peau du malade, si la solution à injecter est stérilisée, si les mains ont été bien lavées et désinfectées, il n'y a pas d'abcès. L'abcès indique une faute de la stérilisation dans l'une des précautions ci dessus désignées.

c) *Escarres.* — Quand on fait trop superficiellement une piqûre d'éther ou de quinine, on peut voir survenir une plaque noire de sphacèle.

Après chaque injection, l'infirmier doit démonter la seringue, la laver à l'eau bouillie ainsi que l'aiguille, essuyer et introduire un petit fil d'argent dans l'aiguille.

Principales solutions pour injections
hypodermiques

Solution. {	Arrhénal 5 grammes. Eau distillée 100 gr.	Solution. {	Cacodylate de soude 5 gr. Eau distillée 100 gr.
1cme contient 0,05 ctgr. d'arrhénal Injecter 1 à 2cme par jour.		1cme contient 0,05 ctgr. de cacodylate de soude. Injecter 1 à 2cme par jour.	

Solution. { Caféine 2 gr. 50.
{ Benzoate de soude 3 gr.
{ Eau distillée 10 gr.

1cme contient 0,25 ctgr. de caféine
Injecter 2 à 3cme par jour.

Huile
camphrée. { Camphre 10 gr.
{ Huile d'olive lavée
{ à alcool et stéri-
{ lisée 100 gr.

1cme contient 0,10 ctgr. de camp.
Injecter 10 à 40cme par jour, même
jusqu'à 100cme dans les cas
graves.

Solution. { Chlorhydrate de mor-
{ phine 0,10 ctgr.
{ Eau de laurier cerise
{ 5 gr.
{ Eau distillée bouillie
{ 5 gr.

1cme contient 0,01 ctgr. de morphine.
Injecter 1/2 à 1cme par jour.

Solution. { Sulfate de strychnine
{ 0,01 ctgr.
{ Eau distillée 10 gr.

1cme contient 0,001 milligramme.
Injecter 1 à 3cme par jour.

Solution. { Gaïacol 5 grammes.
{ Huile d'olive lavée à alcool et
{ stérilisée 100 gr.

1cme contient 0,05 ctgr. de gaïacol.

Principales solutions pour injections intramusculaires

Solution. { Chlorhydrate basique
{ de quinine 3 gr.
{ Antipyrine ou urétha-
{ ne 2 gr.
{ Eau distillée bouillie q.
{ s. pour obtenir 10cme

1cme contient 0,30 ctgr. de
quinine.
Injecter 2 à 3cme par jour.

Solution. { Benzoate de mercure
{ 1 gr.
{ Eau distillée 100 gr.

1cme contient 0,01 ctgr. de benzoate de mercure.
Injecter 1 à 2cme tous les 2 jours.

Solution. { Chlorhydrate d'émé-
{ tine 0,40 ctgr.
{ Eau distillée bouillie
{ 10 gr.

1cme contient 0,01 ctgr. d'émétine.
Injecter 1 à 2cme par jour.

Solution. { Biiodure de Hg. } ää
{ Iodure de sodium } 0,20 ctgr.
{ Chlorure de sodium
{ 0,01 ctgr.
{ Eau distillée bouillie
{ 10cme.

1cme contient 0,01 ctgr. de biiodure de Hg.
Injecter 1 à 2cme par jour.

Toutes les solutions doivent être contenues dans des flacons bouchés à l'émeri et stérilisées à l'autoclave. Elles

seront de nouveau stérilisées au bain-marie (1) chaque jour s'il le faut.

Toute solution injectable trouble ou ayant un dépôt au fond du flacon doit être renvoyée à la Pharmacie pour être filtrée et stérilisée à nouveau.

Enfin l'infirmier ne devra jamais laisser traîner les flacons renfermant les solutions médicamenteuses qui doivent être bouchés soigneusement et remis dans l'armoire de la salle.

Injections de sérums — Les injections sous-cutanées de sérum tiennent une place importante dans la médecine contemporaine.

Tantôt, il s'agit de remèdes spécifiques contre les maladies infectieuses comme le tétanos, la diphtérie, la peste, l'érysipèle, etc. (Sérums antitétanique, antidiphtérique, antipesteux, antistreptococcique, etc); tantôt de solutions dites sérums artificiels (sérum de Hayem, sérum physiologique, sérum glucosé, etc.)

Sérums organiques. — Les injections de sérums organiques sont faites d'habitude par le médecin, mais l'infirmier doit savoir préparer une seringue de 20^{cmc}. Il est quelquefois appelé à exécuter ces injections sous le contrôle du médecin.

Les injections sont faites avec les mêmes précautions d'asepsie citées plus haut. sur le flanc ou la face externe des cuisses, dans le tissu cellulaire sous-cutané comme les injections de sérum artificiel.

Sérums artificiels. — On emploie pour ces injections un appareil à soufflerie appelé *Appareil à sérum* Il suffit de regarder la figure ci-contre pour se rappeler le mode d'emploi de l'appareil.

Quand on veut pratiquer une injection de sérum (2), toutes les précautions d'asepsie doivent être prises (ébullition de l'appareil à sérum, de l'aiguille, stérilisation du sérum, désinfection des mains et de la peau du malade.)

---

(1) La stérilisation au bain-marie consiste à placer les flacons dans l'eau froide jusqu'à la naissance du col, puis à porter l'eau à l'ébullition que l'on maintiendra pendant un quart d'heure ou 20 minutes

L'infirmier peut stériliser ses solutions en même temps que ses seringues dans une même casserole.

(1) Faire tiédir le sérum avant de l'employer.

On peut aussi se servir d'une seringue de grande capacité ou d'un bock-laveur avec un tube de caoutchouc monté d'une longue aiguille.

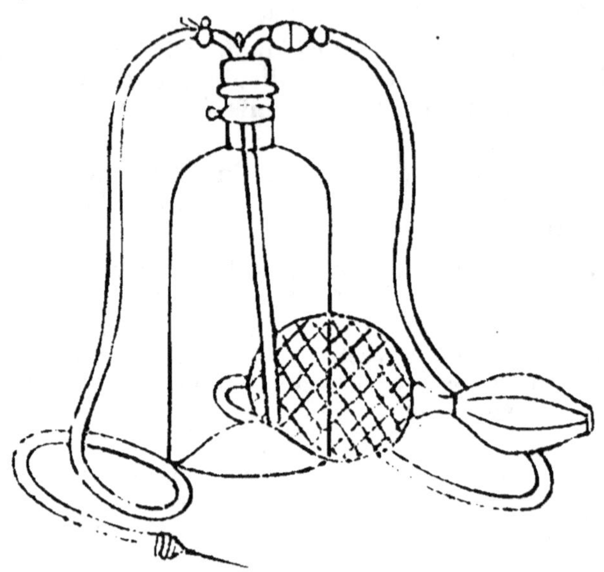

Appareil à sérum.

Sérum artificiel ou physiologique :

Chlorure de sodium 7gr 50
Eau distillée   1 litre.

Sérum de Hayem :

Chlorure de sodium 5 grammes.
Sulfate de soude   10 grammes.
Eau distillée   1 litre.

Sérum glucosé :

Glucose   47 grammes.
Eau distillée   1 litre

Les injections de sérum artificiel sont indiquées dans les hémorrhagies graves d'ordre médical, obstétrical ou chirurgical, dans les maladies infectieuses, dans les diarrhées profuses, le choléra, etc.

En cas d'urgence, on utilise le sérum artificiel *par voie intraveineuse* qui agit beaucoup plus vite. Il faut alors avoir soin d'arrêter l'injection avant que le liquide soit complète-ment épuisé afin d'empêcher l'entrée de l'air qui détermine-rait la mort par embolie.

Transfusion sanguine. — En cas d'extrême urgence, sur-tout après une hémorragie grave, lorsque la vie du malade est en danger et que le médecin juge qu'on ne doit pas per-dre de temps à des injections de sérum physiologique, il pratique la *transfusion du sang.* Cette opération consiste à introduire dans la circulation d'un individu malade une cer-taine quantité de sang prélevée immédiatement avant, à un individu sain.

L'infirmier doit préparer le matériel suivant :

1º) Une *solution de citrate de soude* à 10 pour 100 stérilisée à l'autoclave. Cette solution est destinée à être mélangée au sang du donneur pour empêcher sa coagulation

2º) Un *vase stérilisé* de 250 à 500 grammes suivant l'im-portance de la transfusion.

3º) *Deux tubes de caoutchouc* pour la compression des bras.

4º) *Deux grosses seringues en verre* graduées de 20 à 30 cmc, un *flacon à double tubulure* munie d'une soufflerie de thermocautère analogue au dispositif du service de santé américain pour l'aspiration du sang ou une *ampoule gra-duée de Jeanbrau.*

5º) *Deux aiguilles à ponction* veineuse, l'une pour le don-neur, l'autre pour le récepteur (malade).

Tous ces instruments seront stérilisés par l'ébullition dans l'eau citratée à 50 pour 1000.

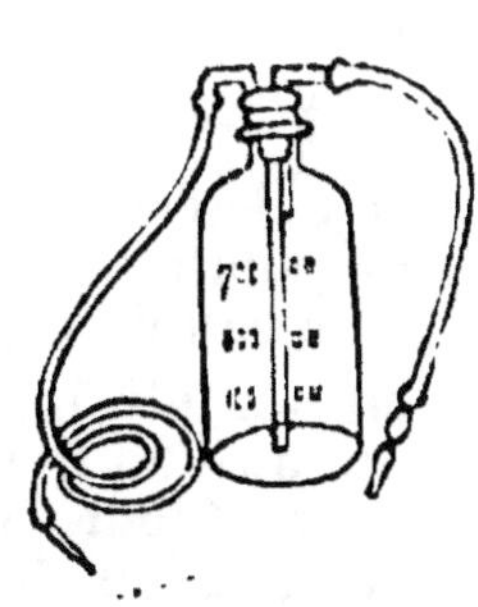

Dispositif du service de santé américain
pour l'aspiration du sang (Finney).

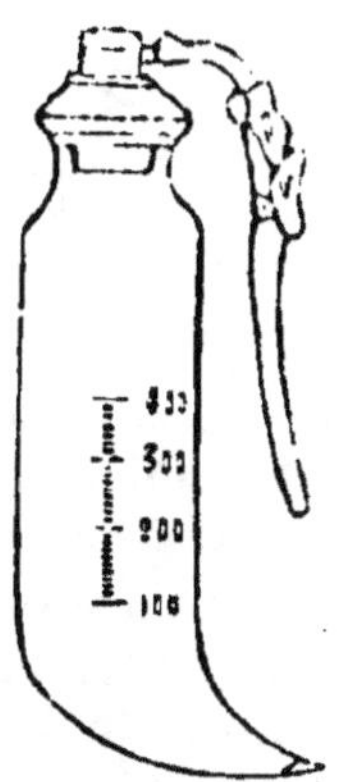

Appareil de Jeanbrau.

§ XIV. — Ponction.

Opération qui consiste à introduire dans les tissus une aiguille ou un trocart soit pour explorer, soit pour évacuer ou aspirer un liquide.

L'infirmier ne doit pas pratiquer ces opérations ; il aura à préparer, à stériliser les instruments nécessaires.

1°) *Ponction exploratrice.* — Faire bouillir la seringue du Luër et des aiguilles, préparer de l'alcool et de la teinture d'iode.

2°) *Ponction évacuatrice.* — On se sert soit d'un bistouri comme dans un abcès par exemple, soit d'un trocart comme dans une paracenthèse pour ascite.

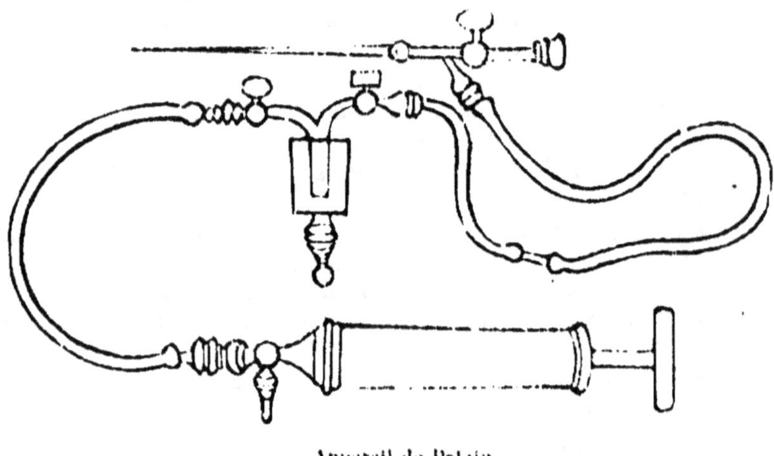

Appareil de Potain.

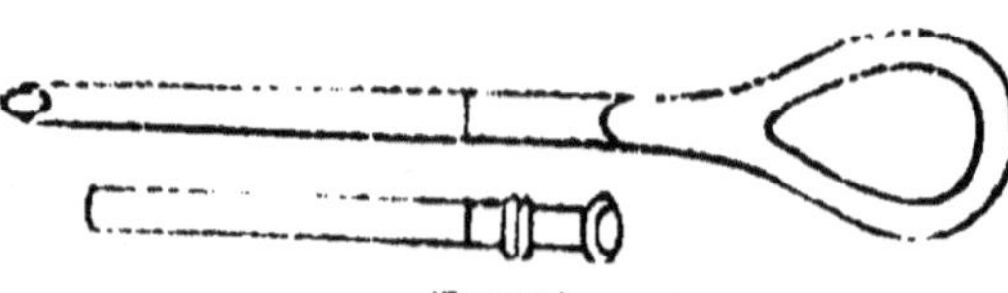

Trocart.

Le trocart se compose d'une tige d'acier fixée sur un manche solide et terminée par une pointe acérée à 3 pans (3 quarts). Cette tige glisse dans une canule métallique.

Avant l'opération, l'infirmier fait bouillir ou flamber le trocart, nettoie à alcool la région où l'on devra faire la ponction, la badigeonne à la teinture d'iode, prépare du coton, quelques compresses stérilisées, un bandage de corps et un sceau pour recueillir le liquide.

3° *Ponction aspiratrice.*—Se fait avec l'*Appareil de Potain* qui est plus employé aujourd'hui que l'appareil de Dieulafoy.

Appareil de Potain. — Se compose de trois parties : d'une *pompe* pour aspirer, d'un *réservoir* qui est une bouteille quelconque dans lequel on fait le vide et de *trocarts ou d'aiguilles* servant à ponctionner.

L'infirmier doit connaître cet appareil pour savoir le nettoyer, le monter, le faire fonctionner en aidant le médecin dans l'opération de la *thoracentèse* où cet instrument est le plus employé.

§ XV. — Lavement.

Sont des injections faites dans l'intestin par l'anus.

Variétés. — Les lavements sont de composition de volume et de buts très variables On distingue les lavements en :

1°) *Lavement simple ou évacuateur*, qui se compose de 500 grs. ou d'un litre d'eau bouillie froide, tiède ou chaude, ou bien additionnée de glycérine ou d'huile de ricin (30 grammes). Il est destiné à vider le gros intestin des matières fécales qu'il peut contenir.

2°) *Lavement purgatif*, destiné à produire une action dérivative sur la portion terminale de l'intestin. Il est composé d'habitude de 20 grammes de sulfate de soude et de 15 grammes d'infusion de séné mélangés ensemble et d'eau tiède 500 grammes.

3°) *Lavement médicamenteux*, destiné à faire absorber par la muqueuse rectale les médicaments qui ne peuvent être avalés par le malade comme dans le tétanos, ou dont l'usage prolongé pourrait fatiguer l'estomac.

Voici les principales formules de lavements médicamenteux le plus fréquemment employés.

Lavement	Chloral hydraté	8 grammes.
	Bromure de K	8 grammes.
	Lait	120 grammes.

Lavement	Laudanum	XX gouttes.
	Antipyrine	1 gramme.
	Eau bouillie	60 grammes.

Le lavement laudanisé est d'un usage fréquent dans les diarrhées rebelles, les douleurs vésicales, les menaces d'avortement, etc.

4°) *Lavement alimentaire ou nutritif*, destiné à nourir les malades qui ne peuvent pas s'alimenter par la bouche comme les opérés de l'œsophage et de l'estomac. Il est composé de jaunes d'œuf, de lait, de bouillon, de peptône de glucose.

Lavement aux œufs	Œufs n° 2	(battre les œufs dans une petite quantité d'eau froide jusqu'à ce que le blanc ne file pas.)
	Eau tiède ou lait	200 grammes
	Chlorure de sodium	5 »
	Peptone sèche	5 »

Lavement alimentare	Jaune d'œuf n°3	
	Sel de cuisine	5 grammes
	Lait 1 verre	(90 à 100 grammes.)

Les lavements alimentaires et médicamenteux sont administrés sous un petit volume pour deux raisons : 1°) pour qu'ils soient mieux tolérés et gardés par l'intestin ; — 2°) pour qu'ils soient plus rapidement absorbés.

Ils doivent être précédés d'un lavement simple évacuateur et introduits profondément avec une sonde molle de 30ᶜᵐ de longueur et lentement.

Technique d'un lavement simple. — 1°) Nettoyer et flamber le bock-laveur (1);

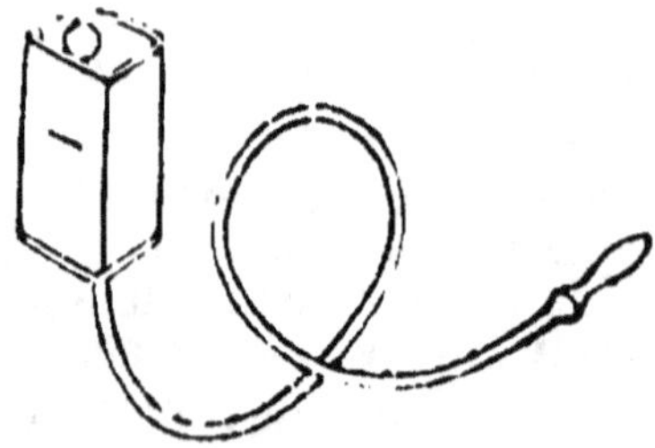

Bock-laveur avec tube de caoutchouc.

2°) Faire bouillir le tube de caoutchouc, la canule ou la sonde rectale;

3°) Remplir le bock de 500 grammes ou d'un litre d'eau bouillie froide ou tiède suivant la prescription du médecin;

4°) Laisser couler un peu de liquide par la sonde ou la canule pour chasser l'air du tuyau de caoutchouc;

(1) Chez les enfants, on donne de petits lavements pour lesquels on emploie la petits sonde de Nélaton ou une poire en caoutchouc terminée par une petite canule.

5°) Vaseliner l'extrémité de la canule ou de la sonde pour en faciliter le glissement;

6°) Faire coucher le malade sur le côté droit, la jambe gauche pliée, la jambe droite étendue ;

7°) Introduire la canule d'abord dans la direction de l'ombilic puis parallèlement à l'axe du corps, et élever le bock à 0m50mc au-dessus du plan du lit.

Le liquide doit entrer lentement sans jamais provoquer de douleurs.

Administration de sérum intrarectal

Depuis quelques années, les chirurgiens et les médecins emploient, au lieu des injections sous-cutanées et des lavements de sérum, à la suite des opérations abdominales et chez les malades atteints de fièvres infectieuses *l'injection continue intrarectale goutte à goutte* de sérum artificiel (Chlorure de sodium 7 gr 50. Eau distillée 1.000 grammes) ou de sérum glucosé (Glucose 17 grammes. Eau distillée 1.000 grammes). L'idée de cette méthode d'administration de sérum est due à *Murphy*.

Instrumentation. — L'instrumentation est des plus simples, comme pour un lavement ordinaire c'est-à-dire :

Un bock-laveur avec tube de caoutchouc.
Une sonde rectale ou une sonde de Nélaton n° 18 ou 20.
Un robinet destiné à régler l'écoulement de liquide.

Technique. — 1° Flamber le bock.

2° Faire bouillir la sonde rectale

3° Chauffer le sérum en mettant la bouteille de sérum dans l'eau chaude.

4° Verser le sérum dans le bock, puis le suspendre à 50 centimètres au-dessus du plan du lit.

5° Régler avec le robinet l'écoulement du liquide *de façon qu'il se fasse goutte à goutte.*

6° Vaseliner l'extrémité de la sonde rectale, l'introduire profondément dans le rectum, puis laisser ainsi couler le liquide goutte à goutte.

Le bock doit être vidé dans un temps variant entre 3 et 4 heures.

Le sérum sera absorbé par la muqueuse rectale au fur et à mesure que ses gouttes tombent dans le rectum.

En général, ces instillations goutte à goutte sont très bien supportées par les malades chez lesquels elles déterminent une sensation de bien-être, la diminution ou la disparition de la soif et augmentent en même temps la diurèse.

XVI. — Gavage.

Le gavage par les fosses nasales est indiqué à la suite d'opérations sur la bouche ou sur la langue, chez les individus atteints de contracture des masséters (tétanos par exemple) ou chez les aliénés qui refusent de s'alimenter.

On prend une sonde de Nélaton de calibre moyen n° 16 ou 18 que l'on introduit dans l'une des fosses nasales et quand elle est parvenue dans le pharynx, il faut dire au malade de déglutir tout en exerçant sur elle une douce propulsion pour faciliter son introduction dans l'œsophage

Puis on adapte à l'extrémité libre de la sonde un petit entonnoir en verre propre par lequel on verse du lait pur ou du lait additionné de jaunes d'œufs ou du bouillon.

XVII. — Lavage de l'estomac.

Se fait avec le *tube de Faucher* qui consiste essentiellement en un tube de caoutchouc percé d'un œil à l'une des extrémités, évasé à l'autre pour recevoir un entonnoir et portant un trait noir circulaire à 0 m 50 de la première.

Technique. — 1° Faire asseoir le malade (ou le faire coucher s'il est fatigué) passer une serviette autour du cou pour éviter de le salir, recommander au malade d'ouvrir la bouche et de respirer largement.

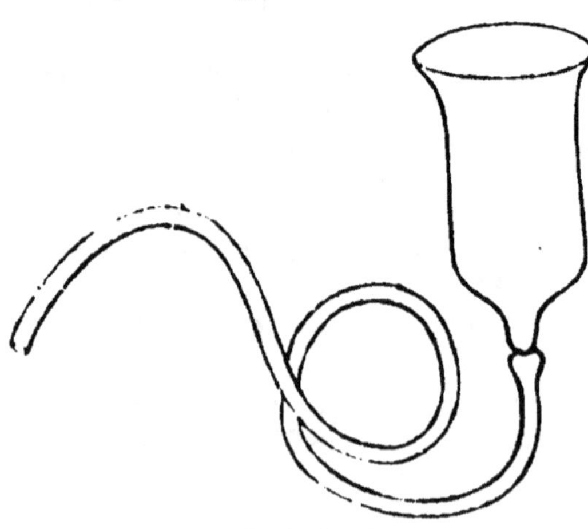

Tube de Faucher.

2° Introduire l'index gauche dans la bouche pour déprimer la langue du malade, puis tenant le tube préalablement, humecté d'eau ou de glycérine neutre de la main droite comme un porte-plume la faire glisser sur la langue le long de l'index gauche qui, lui sert de soutien jusqu'à la partie postérieure du pharynx. A ce moment le malade éprouve des envies de vomir. Ordonner alors au malade d'avaler et continuer à pousser le tube jusqu'à ce que le trait noir arrive au niveau de l'arcade dentaire.

3° Adapter l'entonnoir, le remplir de liquide prescrit (Eau bouillie, eau bicarbonatée à 10 ou 20 grammes par litre), l'élever au-dessus de la tête du malade, le liquide descend rapidement et lorsque l'entonnoir est presque vide, l'abaisser brusquement au-dessous du niveau de l'estomac de façon à amorcer le reflux du liquide et faire couler le contenu de l'estomac dans une cuvette propre.

On fait pénétrer ainsi 2 ou 3 litres d'eau ou de liquide. Ce qui constitue une quantité suffisante dans la majorité des cas.

Pour que l'estomac soit convenablement lavé, il faut que le liquide ressorte aussi clair qu'avant son introduction.

Indications. — Empoisonnements, gastrites chroniques, sténoses pyloriques, dilatation aiguë de l'estomac après les opérations abdominales.

Radiographie de l'estomac.

Pour confirmer le diagnostic des maladies de l'estomac, le médecin a souvent besoin de faire la radiographie de cet organe.

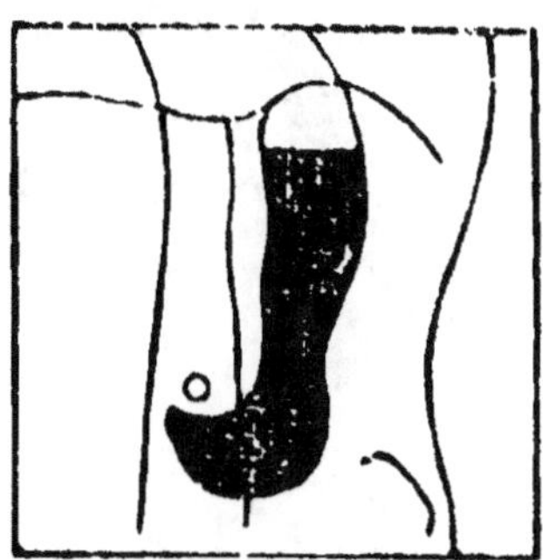

Radiographie de l'estomac.

A cet effet, la veille, l'infirmier doit mettre le malade au lait, le purger, et le soir, lui donner un grand lavement évacuateur.

Le matin où le malade doit être envoyé à la radiographie, lui recommander de ne pas manger, puis au moment de la radiographie, l'infirmier lui fait absorber 100 grammes de carbonate de bismuth délayée dans 200 grs d'eau sucrée gommée (Julep gommeux).

Le bimusth produit une teinte noire en radio.

§ XVIII. — Instillation

Opération qui consiste à laisser tomber goutte à goutte un liquide médicamenteux.

I° *Œil.* — Employée dans le traitement des maladies des yeux ; la solution destiné à être instillée s'appelle *Collyre.*

Technique. — Faire asseoir le malade ou le faire coucher) lui renverser la tête en arrière, écarter les paupières avec la main gauche en disant au malade de regarder en haut, laisser tomber dans l'angle interne de l'œil, le nombre de gouttes prescrit, puis maintenir encore les paupières quelques instants écartées pour empêcher la projection du liquide par leur contraction spasmodique. S'assurer au préalable que le flacon de collyre est bien celui prescrit par le médecin.

Pour instiller le collyre, on emploie soit le *flacon compte-gouttes* dont on met la rainure en regard de celle du bouchon et que l'on fait pencher pour faire couler le liquide ; soit un *compte gouttes* qu'on lave chaque fois à l'eau bouillante et que l'on conserve dans l'eau boriquée.

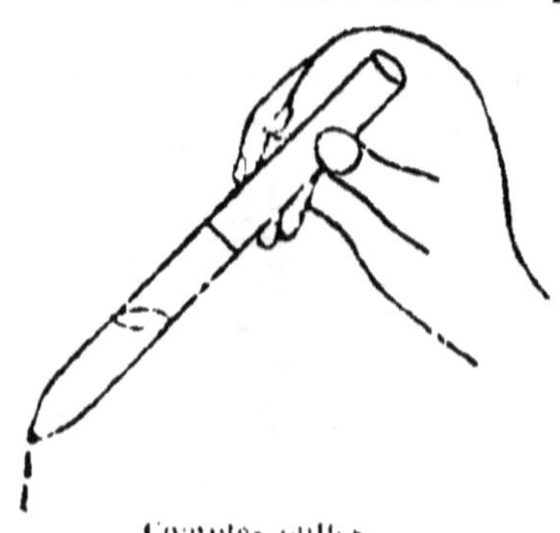

Compte-gouttes.

II. — *Conduit auditif.* — Faire incliner la tête du côté opposé à celui qu'on veut instiller, prendre un compte-gouttes que l'on charge du liquide à instiller, mettre quelques gouttes dans l'oreille et obturer le conduit auditif avec un petit tampon de coton hydrophile.

§ XIX. — Lavage de l'œil.

Se fait soit sans pression (*lavage par affusion*) soit avec pression (*lavage par irrigation*).

a) *Lavage par affusion*. — Renverser la tête du malade en arrière, celui-ci étant assis. Écarter les deux paupières avec le pouce et l'index gauches ; avec la main droite désinfectée préalablement, exprimer dans l'œil le contenu d'un ou plusieurs tampons imbibés de la solution prescrite (eau boriquée, solution de cyanure de mercure à 1/5.000, de permanganate de potasse à 1/2.000) préalablement tiédie. Le liquide après avoir baigné le globe oculaire et la conjonctive s'écoulera par l'angle externe de l'œil et sera reçu dans un bassin approprié maintenu par le patient lui-même ou par un aide.

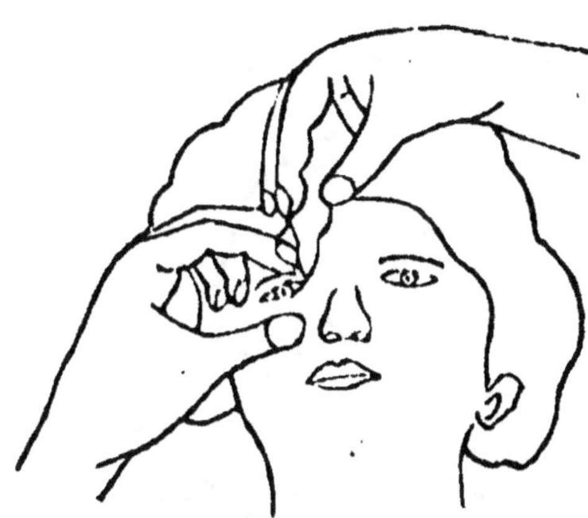

Lavage de l'œil.

b) *Lavage par irrigation*. — Est compliqué, et ordinairement pratiqué par un médecin. Il se fait avec un irrigateur que l'on introduit entre les paupières et qui est relié au tube de caoutchouc du bock.

c) *Lavage au ballon*. — Dans certaines cliniques ophtalmologiques, on emploie maintenant surtout dans l'ophtalmie purulente le *lavage au ballon* (ballon modèle ordinaire du laboratoire). Cette opération consiste à maintenir écartées les paupières avec les écarteurs palpébraux et à faire couler le liquide prescrit sur la conjonctive en inclinant le ballon.

§ XX. — Lavage de l'oreille.

Instruments. — Grosse seringue dite à hydrocèle ou mieux un bock laveur avec un tube de caoutchouc armé à son extrémité libre d'une canule en verre.

Technique. — 1º Remplir le bock flambé d'un litre d'eau tiède bouillie et le placer à une hauteur de 30 centimètres au-dessus de l'oreille.

2º Faire asseoir le malade et appliquer le bassin sous le lobule de l'oreille.

3º Attirer d'une main le pavillon de l'oreille en haut en arrière pour redresser la courbure du conduit auditif ; de l'autre main, introduire la canule à l'entrée seulement sans l'y faire pénétrer.

L'eau coule, lave le conduit auditif et retombe dans le bassin.

4º Sécher le conduit avec du coton stérilisé.

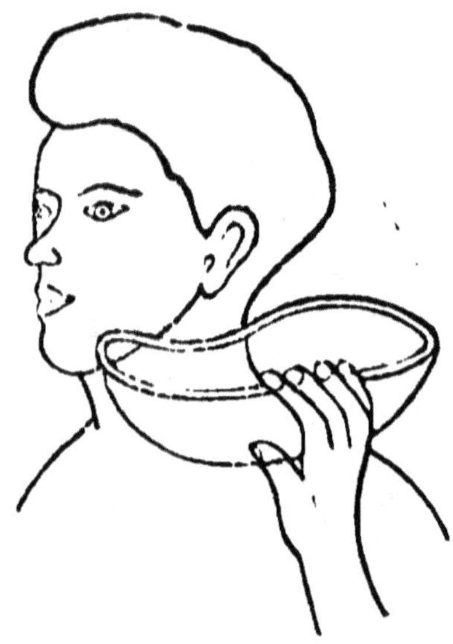

Lavage de l'oreille.

§ XXI. — Lavage du nez

Technique. — 1º Préparer un bock-laveur propre contenant une solution prescrite (eau boriquée ou eau bouillie) avec une canule en forme d'olive.

2º Faire asseoir le malade la tête droite, un peu penchée en avant.

3º Adapter la canule et diriger doucement le jet parallèlement au plancher des fosses nasales. Le liquide introduit par une narine doit ressortir par l'autre.

Il faut recommander au patient de respirer largement par la bouche.

On doit arrêter de temps en temps le jet pour permettre au malade de se moucher et de prendre haleine.

§ XXII. — Lavage de la bouche

Se fait également avec un bock-laveur et une canule de lavage en verre.

Technique — 1º Remplir le bock de la solution prescrite (eau boriquée ou solution étendue d'eau oxygénée).

2º Maintenir le malade assis, la tête légèrement penchée en avant, un bassin sous le menton pour recevoir le liquide.

3º Engager le malade à ouvrir la bouche et à respirer par le nez.

4º Diriger le jet sur la face interne des joues, sur la langue. L'eau balaie la bouche, le fond de la gorge et retombe sur le bassin.

Il faut interrompre de temps en temps le jet pour permettre au malade de cracher et de prendre haleine.

§ XXIII. — Lavage de l'urèthre ou injection urèthrale.

Se fait à l'aide d'un bock-laveur muni d'un tube de caoutchouc à l'extrémité duquel on adapte une canule en verre à bec conique appelé *Canule de Janet.*

Canule de Janet.

Solutions employées. — Solution de permanganate de potasse à 1/1.000 ou 1/1 000, solution de nitrate d'argent à 1/10.000, solution d'oxycyanure de mercure à 1/2.000, etc.

Technique. — 1º Recommander au malade d'uriner d'abord.

2º Nettoyez avec soin le gland avec du coton hydrophile imbibé d'une solution de sublimé ou de permanganate de potasse.

3º Le malade étant couché ou assis, procéder d'abord au *lavage de l'urèthre antérieur*. Pour cela, accrocher le bock à 0ᵐ50 ou 0ᵐ75 au-dessus du siège du malade, amorcer le le tube de caoutchouc et mettre le bout de la canule à l'entrée du méat en forçant un peu. Dès que l'urèthre est distendu, laisser le liquide s'échapper en retirant le canule. Un demi-litre suffit pour laver l'urèthre antérieur. Il faut maintenant *laver l'urèthre postérieur*.

1º Pour laver *l'urèthre postérieur*, élever le bock à 1ᵐ50 de hauteur, forcer la canule dans le méat, *dire au malade de pousser comme pour uriner*, ce qui facilite la pénétration du liquide dans la vessie. Dès qu'il ressent le besoin d'uriner, retirer la canule et le faire uriner.

On recommence à plusieurs reprises jusqu'à ce qu'on ait épuisé le contenu du bock.

Indications. — Les lavages uréthraux sont indiqués dans les blennorrhagies aiguë et chronique.

Toutefois ils sont rigoureusement contre-indiqués dans la *blennorrhagie suraiguë* et dans les complications telles que *l'orchite et la prostatite*.

§ XXIV. — Lavage de la vessie.

Se fait à l'aide d'une *sonde de Nélaton* ou d'une sonde en gomme et d'un bock-laveur ou d'une seringue de 150 à 200 grammes de capacité.

Technique. — 1º Laver d'abord le méat avec du coton hydrophile imbibé d'une solution antiseptique.

2º Vaseliner l'extrémité de la sonde et l'introduire dans l'urèthre jusqu'à la vessie. La sortie de l'urine indique que la sonde arrive à la vessie.

3º Adapter la canule du bock et laisser couler le liquide, puis retirer la canule pour évacuer le liquide introduit.

On recommence à plusieurs reprises jusqu'à ce que le liquide qui sort de la vessie soit clair.

Solutions employées. — Eau bouillie, eau boriquée à 40/1000 Solution de nitrate d'argent à 1/1.000, Solution de permanganate de potasse à 1/1.000.

Indications. — Les lavages sont indiqués dans les *Cystites*, dans lesquelles les urines sont purulentes et fétides, et toutes les fois que la vessie doit être le siège d'une opération (*taille, lithotrithie*) pour désinfecter l'organe.

§ XXV. — Cathétérisme de l'urèthre

Consiste dans l'introduction, par l'urèthre dans la vessie, d'une sonde destinée à évacuer l'urine.

Cathétérisme de l'urèthre chez l'homme

Se fait à l'aide de *sondes* Ce sont des tubes creux, rigides ou flexibles, arrondis à l'une de leurs extrémités et percés d'un trou permettant à l'urine de passer par leur cavité ; l'autre extrémité est largement ouverte.

Il y a deux sortes de sondes :

1° Les *sondes métalliques*, dont le maniement est délicat et qui ne doivent être mises qu'entre les mains des médecins.

2° Les *sondes flexibles* qui sont les *sondes de Nélaton* (en caoutchouc rouge) et les *sondes en gomme* (faites en tissu de soie recouvert d'un vernis spécial). Les sondes en gomme sont peu flexibles mais facilement altérables.

Cathétérisme avec les sondes molles.

Technique. — 1° Faire coucher le malade sur le dos, la tête soulevée par les oreillers, les cuisses légèrement fléchies et écartées comme dans un cathétérisme avec une sonde métallique ou dans un passage de béniqué ; installer un bassin entre les cuisses et dire au malade de respirer librement et de ne faire aucun effort.

2° Saisir de la main gauche la verge entre l'index et le médius.

3° De la main droite, tenir la sonde préalablement bouillie somme un porte-plume, la graisser avec de la vaseline stérilisée ou de l'huile gomenolée et présenter le bec de la sonde au méat puis l'introduire doucement dans l'urèthre jusqu'à la vessie.

Quand la sonde arrive à la vessie, l'urine sort par le pavillon de la sonde.

Pendant que l'urine coule, il est bon de faciliter sa sortie par des pressions légères sur la région hypogastrique. Cette précaution devient nécessaire quand le cathétérisme est pratiqué pour une paralysie de la vessie, ou lorsque l'urine ayant distendu considérablement cet organe lui a fait perdre sa contractilité.

Quand l'urine est complètement évacuée, on retire la sonde. Cette manœuvre est très simple.

Souvent on est obligé de laisser la sonde à demeure.

Sonde à demeure. — On est obligé de laisser la sonde à demeure :

1° Quand on éprouve de grandes difficultés pour pénétrer dans la vessie et que le malade aura bientôt besoin d'être sondé.

2° Si l'on veut dilater un rétrécissement.

3° Si l'on veut détourner le cours de l'urine afin d'empêcher le liquide de passer par une plaie de la vessie (taille hypogastrique) ou de l'urèthre uréthrotomie externe .

Les sondes qu'on laisse dans la vessie doivent être renouvelées tous les 6 ou 7 jours, car une sonde laissée trop longtemps s'altérerait, deviendrait rugueuse et cassante. De plus, elle se couvrirait de sels calcaires qui rendraient l'extraction de la sonde très pénible et déchireraient l'urèthre et pourrait même tomber dans la vessie et devenir également des noyaux de calcul.

Manière de fixer une sonde à demeure — On prend 2 fils de soie ou 2 petites ficelles d'une longueur de 20 centimètres environ avec lesquelles on fait par leur partie moyenne deux nœuds que l'on passe derrière le pavillon de la sonde.

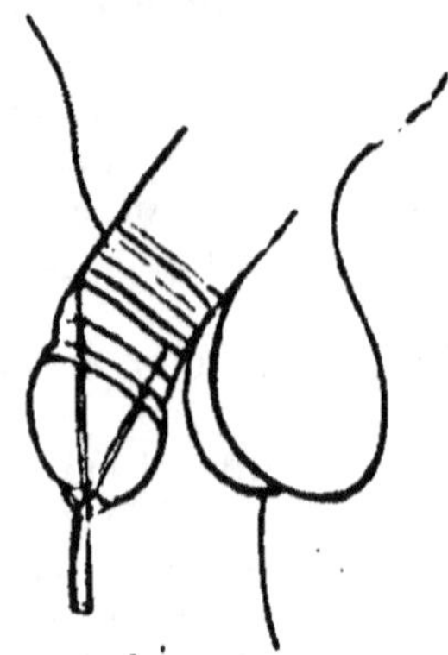
Manière de fixer une sonde.

Chacun des chefs est ramené sur la verge (2 de chaque côté, un en haut et le 1e en bas) de manière à faire 4 points cardinaux. On entoure la partie moyenne de cet organe d'une petite compresse de gaze. On rabat les extrémités des fils sur cette compresse et on fixe le tout avec une petite

bande de gaze comme pour un pansement circulaire de la verge. On termine le pansement en nouant ensemble les 2 chefs de la bande. Dans certains cas, surtout quand il s'agit d'opérations sur la vessie dans lesquelles il faut détourner le cours de l'urine pour ne pas infecter la plaie vésicale et hypogastrique, il faut adapter au pavillon de la sonde un petit cylindre de verre auquel on ajuste un tube de caoutchouc qui doit plonger dans un urinal conte ant une solution antiseptique et qui doit faire l'office d'un véritable siphon.

Quand l'infirmier éprouve avec une sonde molle des difficultés dans le sondage d'un malade, il doit avertir le médecin et *ne jamais forcer le cathétérisme avec un mandrin ou avec une sonde métallique* sous peine de déterminer des déchirures du canal et des fausses routes toujours graves pour le malade.

Cathétérisme de l'urèthre chez la femme.

Est très simple car l'urèthre est court et facile à trouver.

Il se fait à l'aide d'une sonde de Nélaton ou d'une sonde métallique appelée *sonde de femme*.

La sonde de femme est à peine recourbée et beaucoup moins longue que la sonde d'homme.

Technique. — 1° Flamber la sonde en métal ou faire bouillir la sonde de Nélaton.

2° Faire coucher la malade, les cuisses fléchies et légèrement écartées.

3° Ecarter les petites lèvres avec le pouce et l'index de la main gauche.

4° Présenter le bec de la sonde préalablement vaselinée au méat, pousser la sonde jusqu'à la symphyse pubienne et abaisser le pavillon, l'urine sort.

Emploi de la sonde à demeure chez la femme.

Quand on veut maintenir une sonde à demeure chez la femme, il est préférable d'employer la *sonde de Pezzer ou de Malécot*, qui diffère de la sonde de Nélaton en ce que son extrémité vésicale présente un renflement qui empêche la sonde de sortir une fois qu'elle est introduite dans la vessie.

Sonde de Pezzer.

On tend cette sonde avec une sonde cannelée, un hystéromètre ou un mandrin ordinaire, on introduit par l'urèthre la sonde et son tuteur. Dès que l'extrémité de la sonde est entrée dans la vessie, on retire la tige métallique pendant que la main gauche maintient la sonde.

L'écoulement d'urine indique que la sonde est bien en place. .

Nécessité de la propreté absolue des sondes.

Les sondes comme tous les instruments qui peuvent être introduits dans la vessie doivent être rigoureusement stérilisées. Un instrument malpropre introduit dans la vessie peut déterminer l'infection des voies urinaires qui remontant jusqu'aux reins, peut se terminer par la mort.

1° Les *sondes métalliques* seront flambées ou bouillies.

2° Les *sondes en caoutchouc* seront stérilisées par l'ébullition ou par les vapeurs de formol.

3° Les *sondes en gomme* seront stérilisées en les faisant séjourner dans des boîtes contenant du trioxyméthylène qui dégage des vapeurs de formol.

Instillations de l'urèthre.

Sont employées dans le traitement de la blennorrhagie chronique et des cystites. L'Infirmier n'a pas à pratiquer ces opérations. Cependant, il doit connaître ce qu'il faut préparer.

Instrumentation : 1° Un explorateur en gomme à bout olivaire dit *instillateur*.

2° Un seringue à instillation de Guyon ou à défaut une seringue de Luër de 2ᶜᵐᵉ.

3° La solution indiquée par le médecin : solution de nitrate d'argent à 1/50 ou solution de protargol à 1/20.

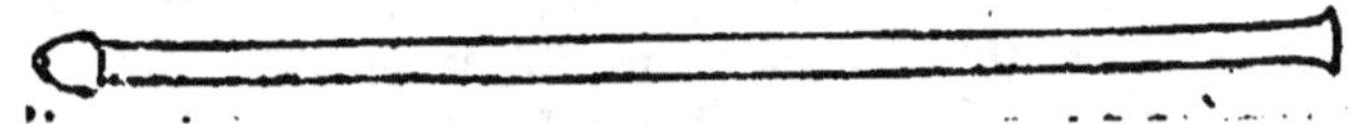

Sonde à instillation.

§ XXVI. — Injection vaginale.

Se fait avec un bock-laveur en tôle émaillée auquel on adapte un tube de caoutchouc muni d'une canule spéciale en verre appelée *canule pour femme*. Cette canule doit être conservée aseptiquement dans un bocal fermé, rempli de solution d'oxycyanure de mercure à 1 pour 1000.

L'injection vaginale doit s'exécuter dans la position horizontale (la femme couchée) car dans cette position, le contact du liquide est plus prolongé.

Solutions employées : solution de permanganate de potasse à 1/1.000, solution d'oxycyanure de mercure à 1/1.000.

§ XXVII. — Injection intra-utérine.

Est d'habitude faite par le médecin surtout dans les infections puerpérales et après le curettage utérin pour faire l'antisepsie de la cavité utérine.

L'infirmier n'a qu'à préparer l'instrumentation nécessaire :

1° Faire bouillir ou flamber les valves ou un spéculum pour ouvrir la cavité vaginale, une sonde dilatatrice-injectrice de Doléris ou une sonde à double courant, une pince de Museux pour fixer le col de l'utérus et une pince longue à pansement utérin.

2° Préparer 2 bock-laveurs, l'un contenant de quoi faire un lavage vaginal et l'autre, un lavage intra-utérin (eau oxygénée diluée ou eau iodée, etc.)

3° Disposer près de la table où sera placée la malade, dans un plateau flambé, tous ces instruments stérilisés et les objets nécessaires au pansement utérin c'est-à-dire des tampons, des compresses et du coton stérilisé.

§ XXVIII. — Hydrothérapie.

La pratique du traitement hydrique doit être familière à tous les infirmiers parce qu'ils ont à l'appliquer journellement.

a) *Lotions.* — Sont pratiquées avec une serviette ou une compresse imbibée d'eau pure ou d'eau vinaigrée que l'on passe sur une partie du corps ou sur le corps tout entier. Aussitôt après, on essuie le malade avec un linge sec. Le tout doit durer 5 minutes.

Ce procédé agit de deux façons : par soustraction de calorique (chaleur) et par action tonique sur le système nerveux.

Les lotions froides s'emploient beaucoup dans les fièvres.

b) *Affusion.* — Pour pratiquer l'affusion, il faut placer le malade nu dans une baignoire vide, prendre un seau d'eau maintenu au-dessus de la tête et verser l'eau de façon à la faire tomber en larges nappes sur le corps.

Les effets varient suivant la température et la durée des affusions.

Chaque cas sera l'objet d'instruction particulière du médecin traitant.

c) *Enveloppement froid dans un drap mouillé.* — Consiste à tremper un drap de lit dans l'eau froide, à l'exprimer avant de s'en servir et à envelopper le malade.

La durée de l'enveloppement est fixée par le médecin traitant.

On emploie d'habitude l'enveloppement froid humide dans les maladies aiguës infectieuses accompagnées de fortes températures.

d) *Bains.* — Consistent en une immersion plus ou moins prolongée, soit du corps, soit d'une partie du corps dans l'eau.

Les bains sont *généraux* ou *locaux*.

Bains généraux. — Sont généralement donnés dans une baignoire.

Les baignoires sont en zinc, en fer battu, en tôle émaillée ou en marbre. Elles doivent être tenues avec la plus grande propreté et lavées après chaque bain.

La température du bain est variable suivant les effets que veut obtenir le médecin traitant.

De 15 à 25° le bain est froid.

De 25 à 33° le bain est tiède.

De 33 à 38° le bain est chaud.

Le bain chaud est recommandé dans la broncho-pneumonie des enfants que l'on laisse 10 minutes dans l'eau avec une compresse froide sur la tête.

Technique des bains froids appliqués au traitement des maladies infectieuses et en particulier de la fièvre typhoïde.

Certains médecins traitent la fièvre typhoïde par le bain froid. Il importe que l'infirmier sache une technique pouvant le guider dans le cas où le médecin chef de service ordonnerait des bains froids.

La baignoire étant déposée près du lit du malade, à l'abri des courants d'air, on la remplit de moitié d'eau froide. Le malade déshabillé est porté doucement dans la baignoire. On asperge d'abord le visage et le thorax avec l'eau du bain pour éviter le saisissement et on le plonge ensuite dans le bain. Au bout de 10 minutes, le malade est pris d'un frisson qui indique qu'on doit le retirer du bain.

Après le bain, le malade est porté sur un drap sec, on l'essuie vite et doucement en évitant de toucher à l'abdomen et on recouvre le corps d'une couverture de laine pour le réchauffer.

La température sera reprise pour voir s'il y a abaissement de température.

D'habitude, le médecin renouvelle les bains toutes les 3 heures si la température dépasse 39°.

e) *Bains médicamenteux* (1). — Sont composés d'eau additionnée de substances médicamenteuses.

Les principaux bains médicamenteux sont:

1°) Les *bains alcalins*, préparés avec 250 gr. de carbonate de soude pour un bain de 200 litres d'eau.

2°) Les *bains de son*, préparés avec 5 kilos de son de riz que l'on fait bouillir d'abord et que l'on enferme ensuite dans un sac qui sera immergé dans l'eau du bain.

3°) Les *bains sulfureux*, préparés avec 125 grammes de monosulfure de potasium mélangés à l'eau.

4°) Les *bains sinapisés*, préparés avec un kilo de moutarde pour un bain (la moutarde sera enfermée dans un sac ou un nouet de linge).

Le bain sinapisé est très employé aussi dans la bronchopneumonie des enfants.

f) *Bains locaux.* — Comprennent :

1° *Les bains de siège* qui se donnent dans un récipient spécial en zinc ou en tôle émaillée à dossier et dans lequel le malade s'assied. On peut se servir à la rigueur d'un tonneau au fond duquel on place quelques briques comme siège

Le bain de siège chaud est un puissant moyen sédatif dans le ténesme rectal ou vésical.

2°) Les *bains de pieds ou pédiluve.* — Le bain de pieds sinapisé se donne de la façon suivante: délayer 100 grammes de farine de moutarde dans l'eau froide qu'on ajoute à l'eau tiède du bain de pieds.

---

(1) Ces bains sont destinés aux grandes personnes ; pour les enfants, il faudra diminuer la dose de substance médicamenteuse.

Le malade, assis, plonge les pieds dans le bassin, les genoux recouverts d'une serviette pour éviter l'action irritante des vapeurs de moutarde sur les yeux.

§ XXIX. — Thermométrie

Thermomètre médical (1). – Cet instrument doit être familier à tous les infirmiers, car il est d'un usage constant dans les hôpitaux pour apprécier le degré de température des malades.

Il se compose d'un tube de verre épais gradué dans lequel se trouve une colonne de mercure.

La graduation du thermomètre s'étend du 35° au 42° centigrade. Chaque degré est lui-même divisé en 10 parties égales représentant un dixième de degré.

La température normale de l'homme varie entre 36°5 et 37°5.(rectale).

Au dessus de 37°5, il y a *fièvre* ou *hyperthermie*. Au-dessous de 36°5, il y a *abaissement de température* ou *hypothermie* comme dans le choléra par exemple..

Mode d'emploi.— Pour prendre la température d'un malade, l'infirmier commence par vérifier son thermomètre pour s'assurer que le mercure est bien dans sa cuvette. Si la colonne de mercure est au dessus de 37°5 par exemple, il faut la faire descendre. Pour cela, l'infirmier tient le thermomètre par son extrémité supérieure et lui imprime une ou plusieurs secousses brusques jusqu'à la chute complète de la colonne de mercure. Ce mouvement doit avoir lieu de telle sorte que le bras ne rencontre aucun obstacle qui amènerait la rupture du thermomètre.

On peut aussi tenir verticalement le thermomètre de la main droite, la cuvette en bas et frapper avec le poignet droit sur le poignet gauche. Si l'on observait accidentellement une interruption dans le colonne de mercure, on userait des même procédés pour rétablir la continuité du liquide.

---

(1) D'habitude, on se sert à l'hôpital du *thermomètre dit « à maxima »* pour prendre la température des malades. Ce thermomètre est construit de telle façon que la colonne de mercure ne descend pas quand elle s'est mise en équilibre de température avec celle du corps. Avec ce thermomètre, on peut lire la température après l'avoir retiré de la région où on l'a placé. C'est ce qu'on ne peut le faire avec un *thermomètre ordinaire* dont la colonne de mercure redescend aussitôt qu'il est retiré.

Le thermomètre vérifié, l'infirmier déboutonne le « cal ao » du malade, écarte son bras du corps, puis il place la cuvette du thermomètre dans l'aisselle. Si celle-ci a de la sueur, il faut qu'il l'essuie avec un mouchoir ou une compresse.

Une fois le thermomètre posé, il le maintient de la main droite, la tige dirigée en haut pendant que sa main gauche rapproche du corps le bras du malade et croise l'avant-bras sur la poitrine. S'il s'agit d'un enfant ou d'un malade affaibli, l'infirmier doit maintenir lui-même le bras du patient appliqué contre la poitrine. Cette position devra être gardée pendant 10 minutes.

Au bout de ce temps, on enlève le thermomètre et on lit immédiatement sur l'échelle graduée le niveau auquel s'arrête la colonne de mercure. Le degré où s'arrête la colonne de mercure indique la température du malade. (*température axillaire*) (1). On la note sur *la feuille de température*.

Feuille de température. — La température de chaque malade doit être prise 2 fois par jour, à des heures fixes, de 7 heures à 9 heures du matin et de 3 à 4 heures de l'après-midi.

Elle sera inscrite sur une feuille spéciale appelée *feuille de température*

On marque les températures du malade sur cette feuille à l'aide de points que l'on réunit ensuite par des traits pleins et on obtient ainsi une ligne brisée appelée *courbe de température.*

L'aspect de cette courbe présente une grande valeur pour le médecin tant au point de vue du diagnostic qu'à celui du pronostic.

Il est de toute nécessité que l'infirmier prenne bien la température de ses malades.

Toute erreur dans la prise de la température et par suite dans l'exécution de la courbe de température par négligence ou mauvaise foi de l'infirmier tromperait le médecin et pourrait amener des conséquences graves au point de vue du traitement.

---

(1) Se rappeler que la température axillaire est toujours d'un demi-degré de moins que la température rectale et que c'est *la température rectale seule qui indique exactement la température centrale du corps* C'est d'ailleurs celle qu'on doit prendre toutes les fois que cela est possible.

FEUILLE DE TEMPÉRATURE

NOM   **DATE**   **MALADIE**

JOURS		1er		2		3		4		5		6		7		8		9		10	
Pouls	T.	m	s	m	s	m	s	m	s	m	s	m	s	m	s	m	s	m	s	m	s
160	41																				
140	40																				
120	39																				
100	38																				
80	37																				
	36																				

Chez les enfants et certains malades délicats, il faut prendre la température à l'anus (*température rectale.*)

Pour prendre la température rectale, l'infirmier doit vaseliner la cuvette de son thermomètre et l'introduire doucement dans le rectum de l'enfant ou du malade.

La durée de l'application du thermomètre dans le rectum sera beaucoup plus courte que pour la température axillaire : trois à cinq minutes suffisent.

Chez les agités, on fera tenir la jambe fléchie et la fesse correspondante par une autres personne pour parer à tout mouvement. On retirera l'instrument au moindre mouvement trop brusque de façon à éviter qu'il se brise dans le rectum.

Après avoir pris une température rectale, l'infirmier doit immédiatement désinfecter le thermomètre en essuyant d'abord la vaseline et en le lavant ensuite avec un peu d'alcool ou de solution d'oxycyanure de mercure.

Thermomètre pour les bains. — Pour savoir le degré de température de l'eau des bains, on emploie le *thermomètre pour bains* qui est en général à alcool. Il est monté sur une plaque de liège qui lui sert de flotteur.

§ XXX. — Anesthésie.

Est l'abolition de la sensibilité.

Elle est dite *générale* quand l'insensibilité intéresse tout le corps ; elle est dite *locale*, quand elle est limitée à une région.

1º *Anesthésie locale.* — Est employée dans les petites opérations. Elle est obtenue par réfrigération, par l'emploi de la cocaïne et de ses dérivés.

a) *Anesthésie par réfrigération.* — On pulvérise d'habitude l'*Ether* ou le *Chlorure d'éthyle* sur la peau pour déterminer un froid intense et par suite une anesthésie superficielle et limitée de la région.

Dans le commerce o_ trouve, le chlorure d'éthyle enfermé dans des tubes de verre à fermeture métallique. Pour s'en servir, on dévisse la fermeture, on saisit le tube à pleine main, le contenu s'échauffe par la chaleur de la main, la vapeur du chlorure d'éthyle s'échappe en jet qu'on dirige sur la région à anesthésier. La coloration blanche de la peau indique qu'elle est devenue absolument insensible.

Tube de chlorure d'éthyle.

Cette anesthésie très courte est très employée d'habitude pour l'incision d'abcès, de furoncles, de panaris, de bubons, pour les ponctions de kyste, pour l'extraction des dents, etc.

b) *Anesthésie pour la cocaïne et ses dérivés.* — La cocaïne est un anesthésique local précieux. Il s'emploie soit en instillations, soit en badigeonnage, soit en injections hypodermiques.

Instillation. — Ce procédé est employé dans la chirurgie oculaire. Il suffit de laisser tomber quelques gouttes de la solution de cocaïne à 1/50 dans l'œil pour obtenir une anesthésie de la conjonctive et de la cornée.

Badigeonnage. — Est employé pour l'anesthésie des muqueuses dans les affections du pharynx, du larynx, du nez, du conduit auditif, etc.

Injections. — La cocaïne employée en injections sous-cutanées produit une anesthésie locale suffisante pour permettre de procéder aux opérations simples ou courtes, comme l'ablation d'un kyste, d'un lipôme, une pleurotomie, une hépatostomie.

La solution employée sera au titre de 1 pour 100, stérilisée par la *méthode de Tyndall* qui consiste à porter pendant 2 heures à plusieurs reprises le liquide à la température de 60 à 80 degrés.

L'infirmier n'a pas à pratiquer des injections de cocaïne, car cette méthode qui donne d'excellents résultats peut produire aussi des accidents d'intoxication. Aussi ne doit elle être employée que par le médecin. L'infirmier doit seulement stériliser la seringue et l'aiguille et avoir sous la main un flacon d'éther et de caféine pour combattre en cas de besoin les accidents cocaïniques.

Maintenant on emploie la *novocaïne* et la *stovaïne* qui sont moins toxiques que la cocaïne.

2° *Anesthésie régionale.* — Consiste à provoquer une insensibilité de toute une région en faisant des injections des dérivés de la cocaïne dans le voisinage des nerfs qui se distribuent dans cette région.

3° *Rachianesthésie.* — Consiste en une injection de novocaïne ou de stovaïne dans le canal rachidien. Elle est très employée maintenant dans presque toutes les opérations portant sur l'abdomen, le périnée ou les membres inférieurs. Elle a l'avantage sur l'anesthésie générale de moins choquer les opérés.

Pour cette opération, l'infirmier doit préparer : une seringue de 2ᵉᵐᵉ avec 2 ou 3 aiguilles spéciales longues et de calibre moyen dites aiguilles à *ponction lombaire*, une solution de stovaïne appropriée ou des *ampoules de rachicaïne Dausse*, de l'alcool à 90° et de la teinture d'iode pour la désinfection de la peau du malade.

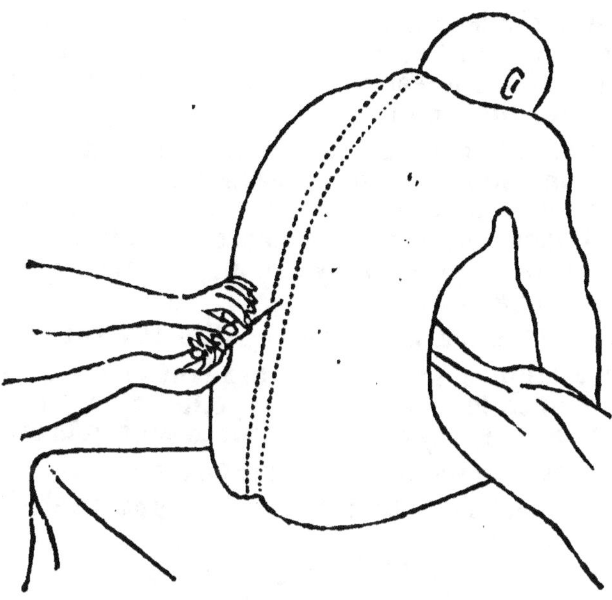

Ponction lombaire.

Après la désinfection soigneuse à alcool et à la teinture d'iode de la peau de la région dorso-lombaire. l'infirmier mettra le malade assis sur le bord de la table d'opérations et lui dira de pencher le corps fortement en avant en faisant le *gros-dos* pour permettre au chirurgien de voir les apophyses épineuses des vertèbres et aux lames vertébrales de s'écarter. Le chirurgien pratique alors la ponction rachidienne suivie bientôt de l'injection de la solution anesthésique. Au bout de quelques minutes, l'anesthésie commence, l'infirmier aidera le malade à se coucher sur le dos, *la tête haute*. soulevée par un coussin et l'intervention, chirurgicale peut commencer.

Si, au cours de l'intervention, le malade a des vomissements ou la face pâle. l'infirmier doit avertir le médecin. Bien entendu. il doit avoir sous la main une seringue stérilisée pour faire une injection de caféine ou d'adrénaline et quelques aiguilles à ponction lombaire pour permettre au chirurgien de faire la ponction rachidienne au cas où il y aurait des phénomènes bulbaires.

L'opération terminée, le malade sera rapporté dans la salle, l'infirmier veillera à ce qu'il ait toujours la *tête haute*. On observe d'habitude après la rachianesthésie de la céphalée accompagnée ou non de fièvre.

4° *Anesthésie générale.* — Est généralement pratiquée par le médecin. Cependant, dans certains hôpitaux, faute de personnel, elle est confiée aux dames infirmières et quelquefois aux infirmiers.

L'anesthésie générale se pratique par inhalation. D'habitude, on emploie le *chloroforme Adrian* contenu dans des tubes scellés en verre coloré. Il est administré à doses faibles et continues soit sur une compresse, soit sur un masque ou un cornet, soit au moyen d'un appareil appelé *chloroformisateur de Ricard.*

Préparatifs d'une anesthésie générale.

L'opération étant décidée, pendant qu'on installe le malade, l'infirmier prépare une petite table sur laquelle il mettra les objets nécessaires pour la chloroformisation.

1° 2 ou 3 ampoules de chloroforme.

2° Un masque à chloroforme ou l'appareil de Ricard.

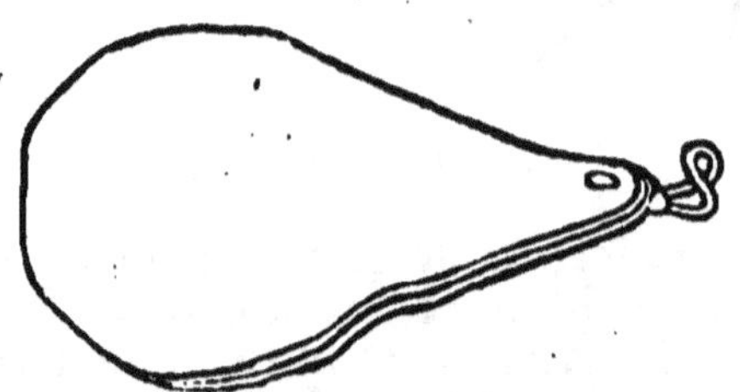

Masque à chloroforme.

3° Des compresses de gaze pour nettoyer la bouche et la gorge dans le cas où les mucosités viendraient à les encombrer pendant l'anesthésie.

4° Une pince à forcipressure pour monter ces compresses.

5° Une pince à langue pour attirer la langue au dehors et un ouvre-bouche pour écarter les mâchoires en cas de besoin

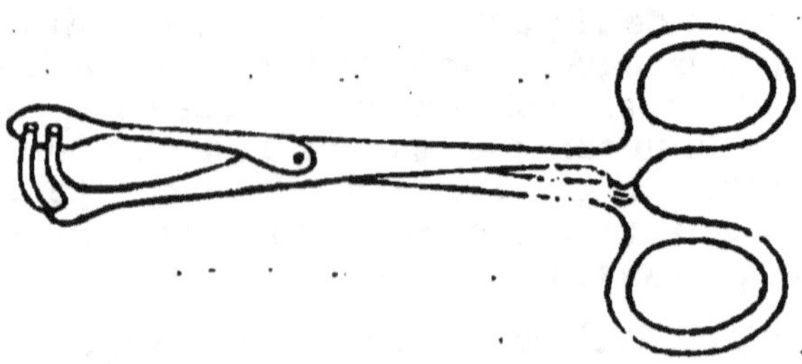

Pince à langue.

6° Un pot de vaseline pour protéger les lèvres contre l'action irritante du chloroforme.

7° Une seringue stérilisée pour faire des injections de caféine, d'éther et d'huile camphrée en cas de syncope et d'asphyxie.

Si l'on a sous la main quelques ballons d'oxygène et un appareil électrique d'induction, il faut les disposer à proximité du médecin chargé de l'anesthésie

En général, l'infirmier n'a pas à s'occuper de l'anesthésie générale, c'est au médecin d'en connaître la technique, de surveiller le pouls, la respiration et de combattre les accidents.

En cas de syncope chloroformique, il faut aider le médecin à pratiquer la respiration artificielle.

Technique de la respiration artificielle.

Pour pratiquer la respiration artificielle, on place le malade la tête basse, on tire la langue au dehors avec une pince à langue, le chloroformisateur se place au bout de la table, derrière la tête, saisit les avant-bras du malade près du coude, les attire à lui en les écartant l'un de l'autre et en les relevant de chaque côté de la tête, il maintient cette position pendant quelques secondes, puis il les ramène sur les côtés du thorax qu'il presse avec vigueur. Il continue ainsi lentement et vigoureusement de manière à faire une vingtaine de mouvements d'inspiration et d'expiration par minute.

Pendant que le chloroformisateur exécute ces mouvements, l'infirmier cherche à exciter le réflexe respiratoire en exerçant des *tractions rythmées de la langue.*

Respiration artificielle et tractions rythmées de la langue sont les deux principaux procédés pour combattre les accidents dûs au chloroforme.

Ces mouvements seront continués longtemps, une heure et même plus.

Il ne faut pas perdre patience. Si le cœur bat, le malade reviendra à la vie.

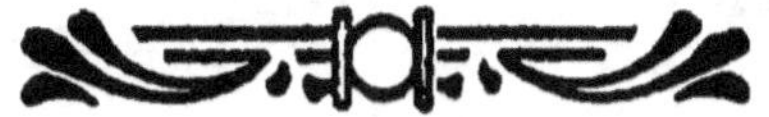

CHAPITRE II

OPÉRATIONS ET PANSEMENTS

§ I. — Matériel et matériaux de pansement.

Instruments. — L'infirmier doit connaître la p'upart des instruments qui sont nécessaires dans les opérations.

Il est en effet chargé de les nettoyer, ' les entretenir et de les stériliser.

Tous les instruments sont entièrement métalliques afin de pouvoir subir l'action de la chaleur.

Il est difficile de classer les instruments et il serait long de les décrire; il suffira d'énumérer ceux qui sont d'un usage courant et de se reporter aux figures de ce manuel.

On peut, cependant, pour faciliter la tâche de l'infimier de la Salle d'opérations, grouper les instruments en deux catégories : les instruments d'usage courant et ceux d'usage spécial pour certaines interventions.

Instrument d'usage courant.

a) *Instruments tranchants :* *bistouris* à lames fixes droit, convexe, mousse ou boutonné.

Ciseaux : droits, courbes, mousses ou pointus.

b) *Instruments d'exploration :* stylets, sondes cannelées.

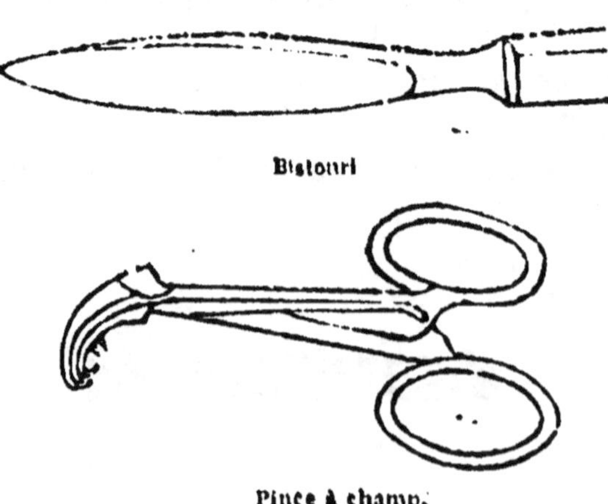

Bistouri

Pince à champ.

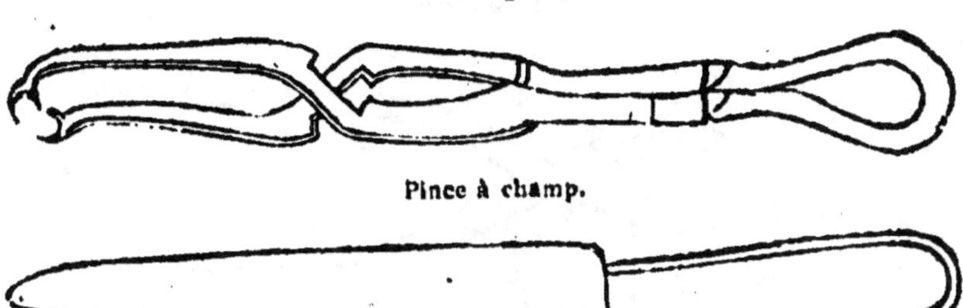

Pince à champ.

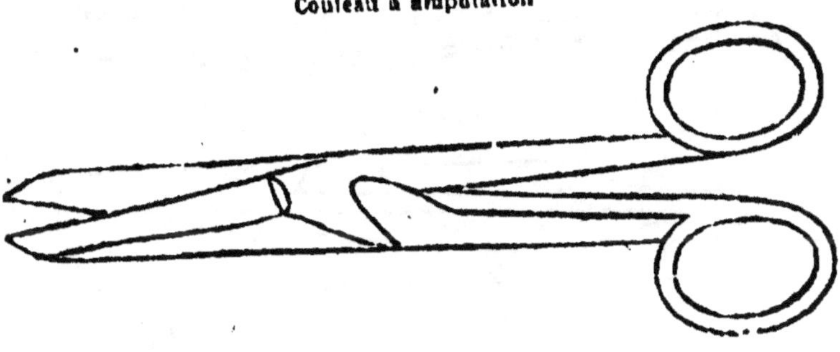

Couteau à amputation

Ciseaux droits.

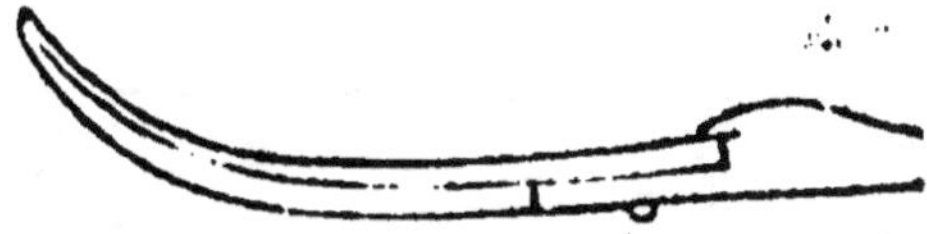

Ciseaux courbes.

Sonde cannelée.

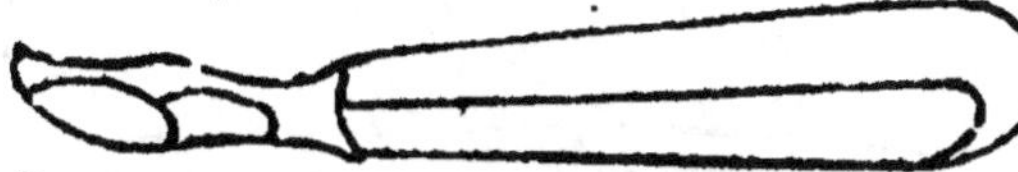

Rugine.

Gouge.

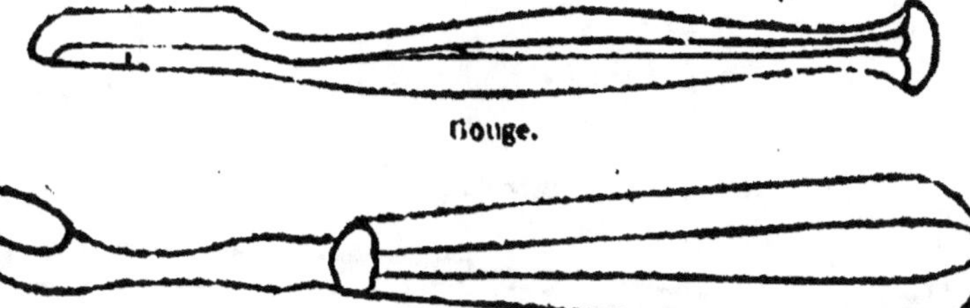

Curette.

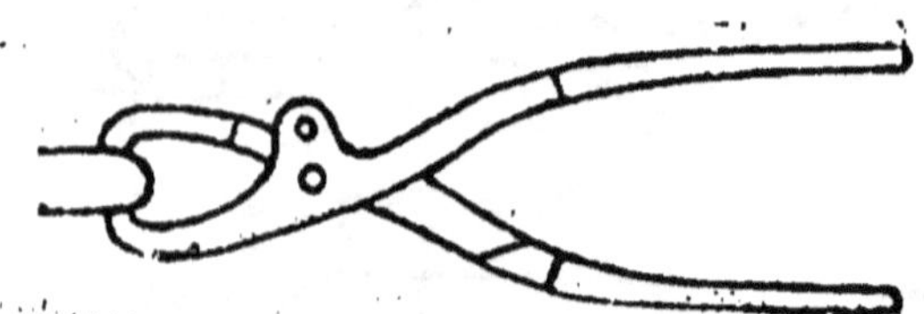

Davier de Farabœuf.

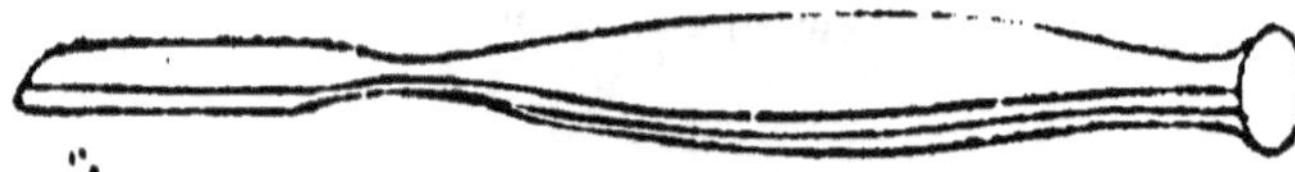

Ciseau à os.

Pince à disséquer.

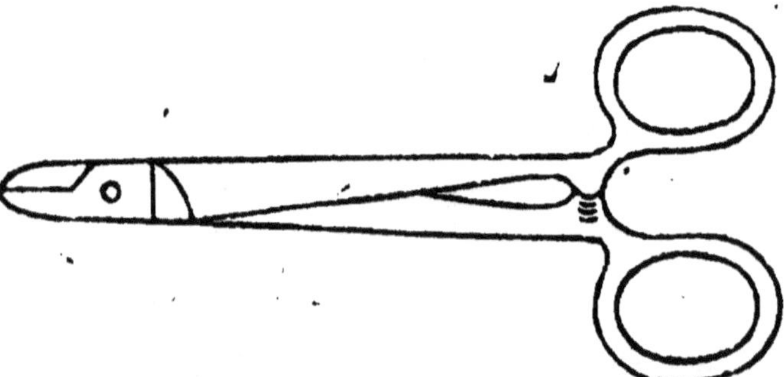

Pince de Doyen.

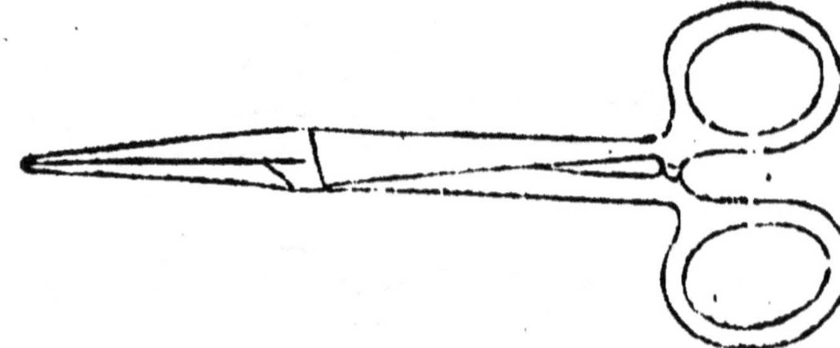

Pince de Kocher.

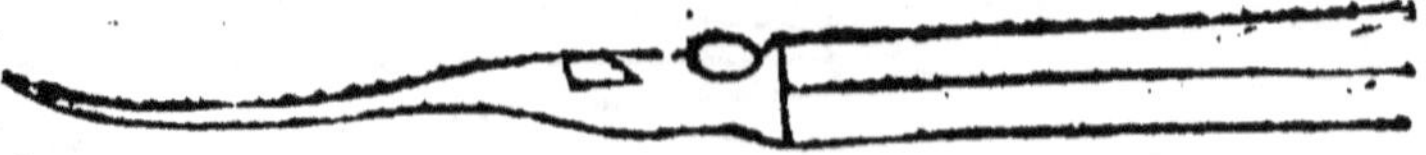

Aiguille de Reverdin.

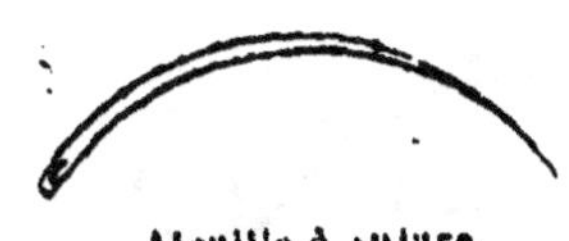

Aiguille à suture.

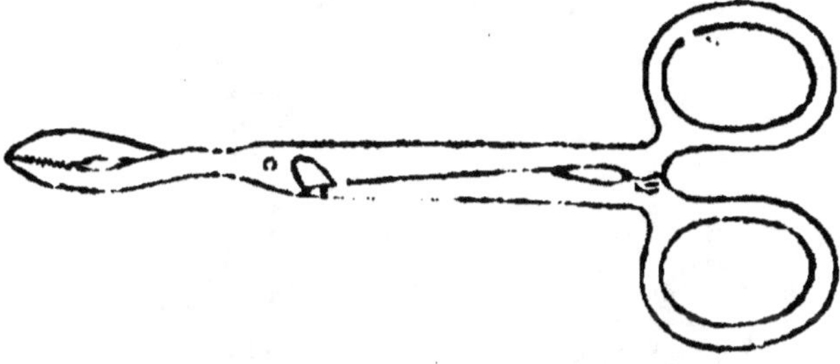

Pince de Péan.

Écarteur de Faraheuf.

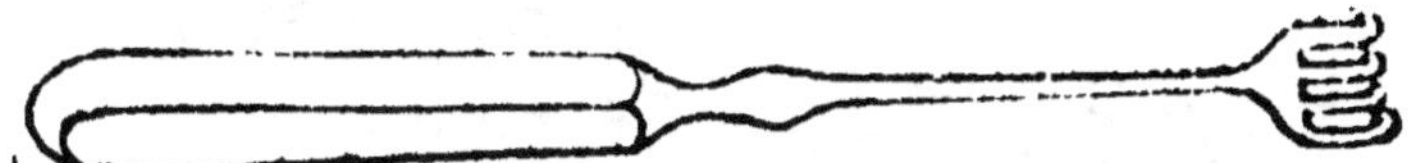

Écarteur de Wolkmann.

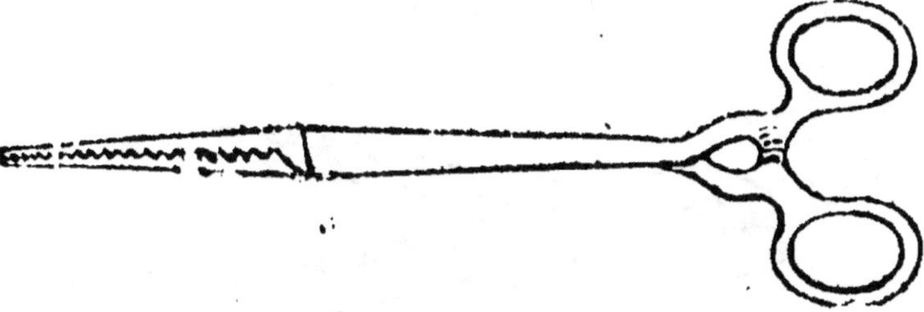

Pince clamp

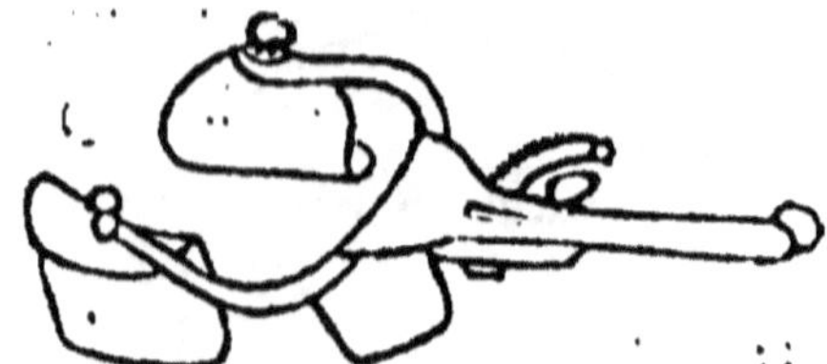

Écarteur abdominal.

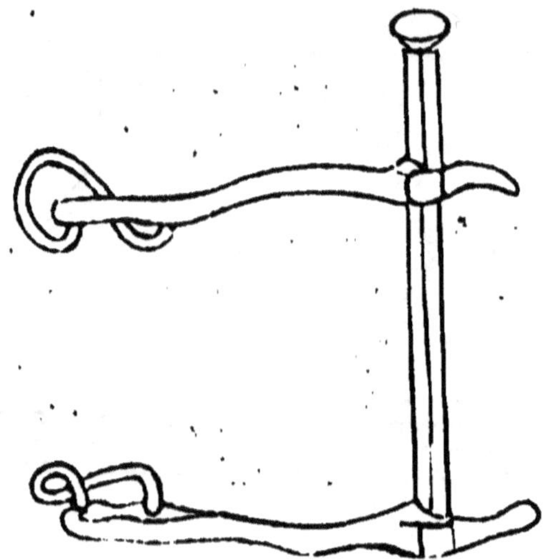

Écarteur de Gosset.

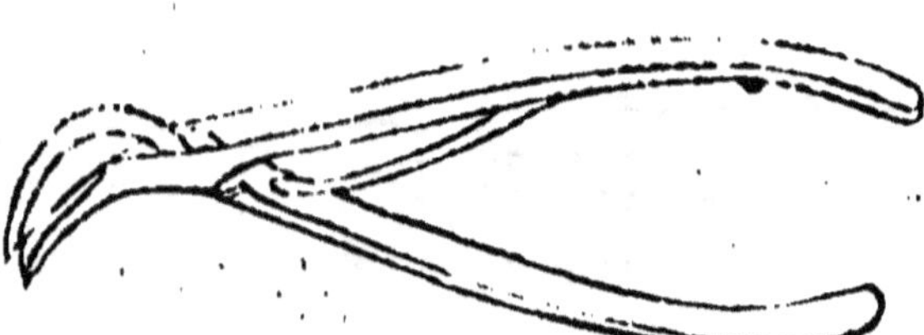

Pince coupante.

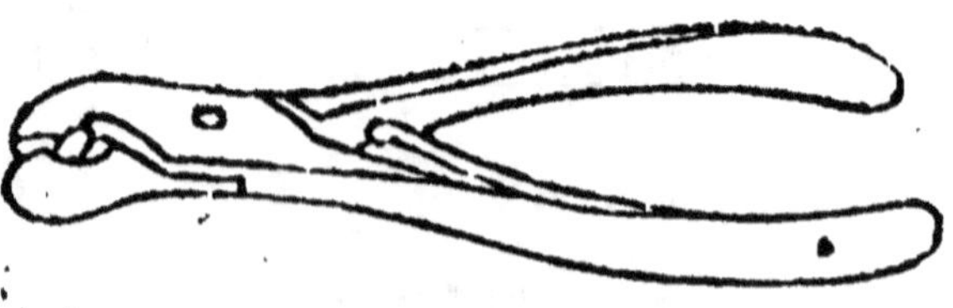

Pince-gouge.

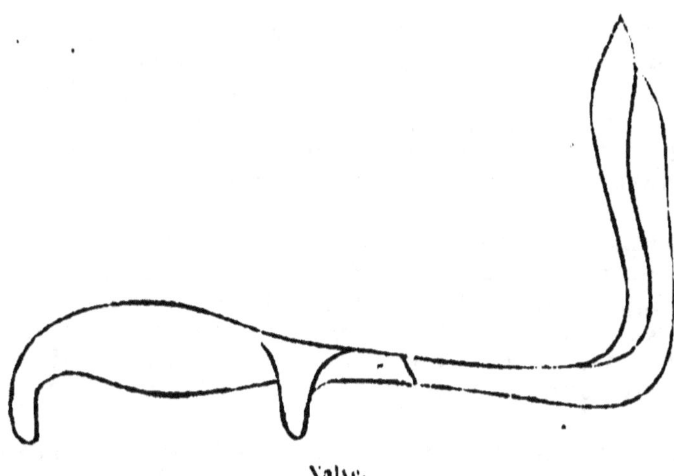

Valve.

c) *Instruments de fixation.* — Pinces à disséquer, à mors plats, à dents de souris, à griffes, pinces à champs pinces à forcipressure ou hémostatiques.

b) *Instruments d'hémostase.* — Pince de Péan, pinces de Kocher, de Doyen, de Terrier, etc.

e) *Instruments de protection et d'écartement des tissus.* — Écarteurs de Farabeuf, d'Ollier, de Hartmann, etc.

f) *Instruments de suture.* — Aiguille de Reverdin, aiguille de Doyen, aiguilles mobiles destinées à être montées sur des pinces, etc.

Tous ces instruments servent dans beaucoup de cas.

Pour faciliter son service, un infirmier de la salle d'opérations doit constituer d'après les habitudes personnelles de son chirurgien une liste d'instruments qu'il affichera à l'intérieur de ses armoires à instruments, pour être toujours à même de ne rien omettre.

Voici les principales opérations dans lesquelles l'infirmier sera souvent appelé à préparer les instruments :

a) *Hernie inguinale.* — 2 bistouris, deux paires de ciseaux, 2 pinces à disséquer à griffes, 1 pince à disséquer sans griffe, 1 sonde cannelée, 4 pinces à fixer les champs, 6 pinces de Péan, 12 pinces de Kocher, 1 aiguille de Reverdin courbe, 1 aiguille de Reverdin droite, une paire d'écarteurs de Farabeuf.

b) Appendicite.—2 bistouris deux paires de ciseaux, 2 pinces à disséquer à griffes, 1 pince à disséquer sans griffe, 1 sonde cannelée 4 pinces à fixer les champs, 6 pinces de Péan, 12 pinces de Kocher, 2 Écarteurs de Farabœuf ou 1 Écarteur de Gosset, une aiguille fine de Reverdin, une aiguille de Reverdin ordinaire, 1 thermocautère

c) Hystérectomie abdominale — 2 bistouris, deux paires de grands ciseaux, 2 pinces à disséquer à griffes, 1 pince à disséquer sans griffe, 4 pinces à fixer les champs, 6 pinces de Péan, 12 pinces de Kocher 1 Écarteur abdominal 2 aiguilles à pédale, 4 pinces de Pozzi, 2 clamps droits et 2 clamps courbes, 2 aiguilles de Reverdin courbe et droite.

d) Abcès du foie et de l'empyème.—2 bistouris, deux paires de ciseaux, 2 pinces à griffes, six pinces hémostatiques, six pinces de Kocher, deux rugines l'une droite, l'autre courbe, une rugine costale de Doyen, un costotome ou à défaut, une pince coupante quelconque, 2 aiguilles de Reverdin droite et courbe, 1 seringue de Luër avec aiguilles pour l'anesthésie.

e) Amputation.—1 bistouri, 1 couteau à amputation approprié au membre, 2 paires de ciseaux, 2 pinces à disséquer à griffes, six pinces de Kocher, six pinces de Péan, une scie, une rugine, une pince coupante, deux aiguilles de Reverdin droite et courbe.

f) Taille hypogastrique.—1 bistouri, 2 paires de ciseaux, 6 pinces de Kocher, 6 pinces Péan, 1 pince à disséquer à griffes, 4 pinces à fixer les champs, 1 aiguille de Reverdin courbe, 1 aiguille de Reverdin droite, 1 paire d'écarteurs de Farabœuf ou un écarteur vésical, des tubes de Marion pour cystostomie et des sondes de Nélaton.

g) Trépanation : 1 Trépan à couronne ou à fraises, 1 maillet, 2 ciseaux, 1 gouge, 2 rugines, 1 scie de Gigli, 2 bistouris, 12 pinces de Kocher, 1 aiguille de Reverdin droite.

Entretien des instruments. — Après chaque opération, l'infirmier doit les démonter, les mettre dans l'eau tiède savonneuse, puis les brosser pour enlever le sang (*l'eau bouillante cuit le sang et le pus sur les instruments et les rend très difficiles à nettoyer.*)

Une fois brossés, les instruments seront rincés à l'eau tiède, essuyés, nettoyés au chloroforme qui les dégraisse parfaitement, et bien séchés au soleil ou à côté de l'étuve. Bien séchés, ils seront remontés et remis en place dans leur vitrine ou leurs boîtes à l'abri de l'humidité.

Dans les pays chauds e' humides, comme l'Indochine, il est difficile d'assécher l'air des vitrines ; il faut, pour éviter la rouille vaseliner les instruments et mettre dans les armoires à instruments quelques petites tasses contenant des morceaux de chaux vive qui absorbent l'humidité.

Manière d'aiguiser les bistouris. — Pour aiguiser les bistouris, on se sert d'un morceau de pierre à eau ou à huile.

1er Procédé. — 1° Verser un peu d'eau ou d'huile suivant la nature de la pierre.

2° Mettre le bistouri bien à plat et promener le tranchant en avant de droite à gauche.

3° Arrivé au bout du trajet, retourner le bistouri et le ramener de gauche à droite On exécute ainsi une série de mouvements alternatifs autant de fois que cela sera nécessaire.

2e Procédé. — Frotter d'abord une des faces de la lame *alternativement de droite à gauche et de gauche à droite sans le retourner*, puis l'autre face de la même façon.

On termine l'aiguisage en « *donnant le fil* » à l'aide d'un cuir à rasoir ou de la paume de la main.

Pour vérifier le tranchant, on essaie d'enlever sur la pulpe du pouce de petits copeaux épidermiques.

Matériel de la salle d'opérations. — L'infirmier doit être familiarisé avec lui connaître son fonctionnement, savoir l'entretenir et le préparer.

Le mobilier de la salle d'opérations comprend :

1° *une table d'opérations* dont l'infirmier doit savoir le mécanisme pour la mettre en position de *Trendelenburg* au commandement du chirurgien ;

2° *des tables moyennes et petites* destinées à recevoir les appareils et objets de pansements au moment de l'opération ;

3° *des armoires* pour renfermer les instruments et objets de pansement ;

4° un *réchaud à gaz* ou *à pétrole genre Primus* avec une bassine ou une poissonnière pour faire bouillir les instruments ;

5° des *lavabos* permettant un lavage irréprochable des mains avec évacuation facile et complète des liquides ;

6° des *cuvettes émaillées* pour les solutions antiseptiques destinées à l'asepsie des mains du chirurgien et des aides, avant et pendant l'opération ;

7° des *barillets* en verre pour les solutions antiseptiques avec étiquette portant en gros caractères le genre de solution et le mot : *Poison* — et des bocaux à pansements ;

8° des *boîtes en cuivre* pour les objets de pansements : gaze, coton hydrophile, coton cardé, des *plateaux en porcelaine* destinés à recevoir les instruments stérilisés ;

9° des *bassins carrés, réniformes et triangulaires* pour recevoir les objets de pansements usagés et les liquides chirugicaux ;

10° des *bock-laveurs* avec tubes de caoutchouc et des canules en nombre suffisant pour divers usages ;

11° un *appareil à stériliser l'eau*, une *étuve de Poupinel* pour stériliser les instruments d'acier, un *autoclave de Chamberland* pour stériliser les objets de pansements et les solutions injectables.

§ II. — Service de la salle d'opérations

Les services de chirurgie bien organisés comprennent deux salles d'opérations distinctes : une salle pour les opérations aseptiques (malades non infectés) et une autre pour les opérations septiques (malades infectés par le fait de leur maladie ostéite suppurée, arthrite suppurée, etc.)

L'infirmier chargé de la salle d'opérations doit veiller à ce que les liquides des lavages et les matériaux de pansements des malades infectés ne viennent contaminer la salle de chirurgie aseptique ; il en est de même pour les jeux d'instruments affectés à la chirurgie septique.

Entretien et propreté de la salle d'opérations. — La salle d'opérations doit être toujours tenue dans un parfait état de propreté pour qu'on puisse en disposer d'urgence en cas de besoin. La poussière des murs et du mobilier doit être essuyée avec un linge humecté de solutions antiseptiques, il en est de même pour le parquet.

Stérilisation.

Précaution à prendre avant les opérations.

Pour une opération, demandent à être stérilisés :

1° Les mains de l'opérateur et des aides ;

2° Le matériel (instruments, champs, fils à ligatures et à sutures, compresses et autres objets de pansement, etc.) ;

3° La région opératoire.

Stérilisation des mains de l'opérateur et des aides. (Désinfection des mains et des avant-bras).

Qu'il s'agisse d'un pansement ou d'une opération, l'asepsie (1) la plus rigoureuse est nécessaire. Tout ce qui sera en contact avec la plaie chirurgicale doit être stérilisé.

On devra donc désinfecter les mains, les instruments et la peau du malade.

L'infirmier qui doit assister le chirurgien dans une opération fera un *nettoyage soigné des mains et des avant-bras* pendant 10 minuites avec de l'eau bouillie ou stérilisée, du savon et une brosse stérilisée en insistant surtout sur les ongles les interstices digitaux et les plis de la peau.

---

(1) *L'asepsie* qui veut dire absence de germes septiques est l'ensemble des procédés ou des moyens dont le chirurgien dispose pour prévenir l'infection d'une plaie ou d'une manière générale d'un champ opératoire. Elle s'occupe des mesures propres à rendre*stériles* les mains du chirurgien et de ses aides, les instruments et objets de pansement c'est-à-dire exempts de microbes infectants.

Les *microbes* sont des êtres infiniment petits, visibles seulement au microscope, existant partout dans l'air, sur le sol, sur les mains, le corps et sur tous les objets qui nous environnent. Ces microbes, lorsqu'ils sont en contact avec les plaies, les infectent et les font suppurer.

Les microbes ont des contours variés. Ils peuvent être de forme arrondie : tels les *streptocoques*, les *staphylocoques*, les *pneumocoques*, etc., ou de forme plus ou moins allongée, rectiligne ou sinueuse : tels les *bacilles*, les *spirilles*, les *vibrions*, etc.

L'antisepsie qui veut dire contre les germes septiques est l'ensemble des procédés ou des moyens dont le chirurgien dispose pour détruire les germes qui existent au niveau d'une plaie et pour empêcher leur pénétration dans l'organisme. Elle s'occupe particulièrement des procédés de *désinfection* applicable aux plaies déjà infectées ou susceptibles de s'infecter.

Par l'*asepsie*, on s'efforce d'éloigner de l'organisme tous les germes susceptibles de l'infecter.

Par l'*antisepsie*, on oppose à des germes déjà existants, des agents destructeurs ou microbicides dits *antiseptiques*.

Une fois que les mains sont bien lavées et brossées, elles seront rincées à l'eau bouillie, puis désinfectées dans l'alcool iodé ou dans du permanganate de potasse et du bisulfite de soude selon les habitudes du chef (1).

Certains chirurgiens mettant en doute la possibilité de stériliser suffisamment les mains, emploient pour opérer des gants en caoutchouc aseptisés (2).

Stérilisation des instruments. — On stérilise les instruments de différentes façons:

1° Le *flambage* qui consiste à verser un peu d'alcool à 90° sur un plateau, y mettre des instruments et allumer. Pendant qu'il brûle, on doit agiter les instruments de façon à mettre toutes les parties des instruments et de la cuvette en contact avec l'alcool enflammé.

Une fois la combustion achevée, on les refroidira au moyen d'eau bouillie froide ou de solution d'oxycyanure de mercure.

Ce procédé ne doit être employé que lorsqu'on est pressé pour une intervention urgente, car le flambage détrempe les instruments

2° La *stérilisation par l'eau bouillante* qui consiste à faire bouillir l'eau additionnée d'une solution de borate de soude à 1/100 et à y plonger les instruments pendant 20 à 30 minutes.

3° La *stérilisation par la chaleur sèche à l'aide de l'étuve Poupinel* - Grâce à cet appareil, les instruments peuvent être portés ou à 160 à 180 degrés centigrades pendant 30 à 40 minutes.

Ce stérilisateur est une caisse en cuivre rouge à double parois construit de telle sorte qu'il utilise au maximum la chaleur dégagée par un fourneau placé au dessous.

Pour stériliser les instruments pour une intervention chirurgicale, il faut bien les nettoyer, les essuyer et les

---

(1) En résumé, la désinfection des mains comprend deux opérations parfaitement distinctes, l'une *mécanique*: le *nettoyage proprement dit*, comprenant l'emploi du savon et de la brosse, l'autre *chirurgicale*: la *désinfection*, comportant l'emploi des substances antiseptiques destinées à détruire les germes qui peuvent rester dans les nombreux sillons épidermiques de la peau.

(2) Les gants de caoutchouc peuvent être stérilisés soit par l'ébullition simple, soit par l'autoclave. La stérilisation par l'autoclave est plus commode parce qu'elle permet, avant la stérilisation, de les enduire de poudre de talc qui facilitera leur glissement sur les doigts au moment où l'on voudra les passer.

placer en ordre dans une où plusieurs boîtes en cuivre ou en nickel sans interposition de couches d'ouate.

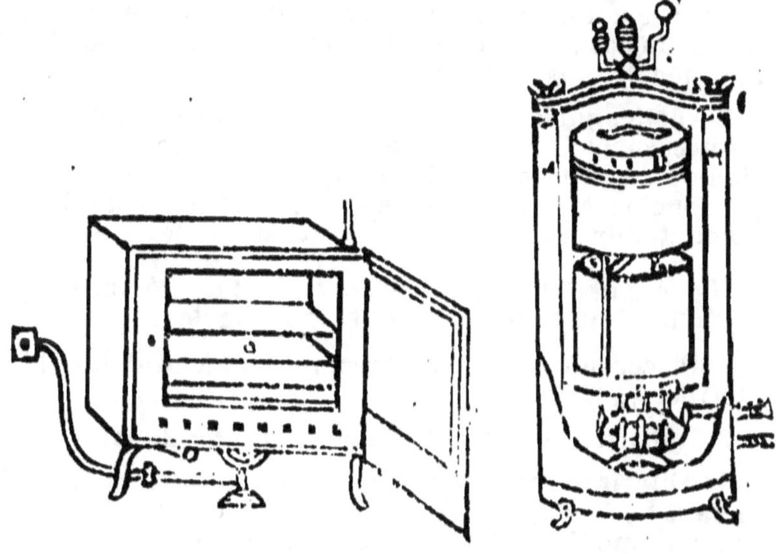

Les boîtes seront fermées aussi hermétiquement que possible et placées dans l'étuve. Il faut avoir soin de laisser l'étuve ouverte pendant 5 minutes après avoir allumé le fourneau pour laisser échapper toute la vapeur d'eau de l'étuve afin d'empêcher les instruments de s'altérer pendant la stérilisation.

Les lames des bistouris et les pointes des aiguilles à sutures de Reverdin doivent être protégées par un morceau de gaze pour éviter de les émousser pendant la sortie des instruments de la boîte.

Les instruments stérilisés seront retirés avec une *pince flambée* et placés dans des plateaux en porcelaine ou en métal préalablement flambés.

Objets à stériliser. — Les blouses, les tabliers, les bonnets, les masques du chirurgien et de ses aides et les champs seront enfermés dans des boîtes en cuivre et stérilisés à l'étuve Poupinel comme les instruments; il en est de même pour les objets de pansement (gaze, grandes et petites compresses, coton hydrophile, coton cardé).

Les objets de pansements peuvent aussi être stérilisés à *l'autoclave de Chamberland* ou mieux au *stérilisateur de Sorel* construit de telle façon que ces objets de pansement stérilisés par la chaleur humide sous pression sont desséchés ensuite dans l'appareil lui-même.

Pour le coton et les compresses, il faut veiller à ce qu'ils ne soient pas trop serrés dans les boites, sans quoi, la chaleur pénètre mal au centre.

Les boites qui les contiennent doivent être hermétiquement fermées et ne doivent être ouvertes qu'au moment de l'opétion ou du pansement. L'aide qui ouvre les boités ne doit pas toucher à ces objets de pansement parce qu'il pourra les contaminer avec ses mains non stérilisées.

Manière de faire marcher l'autoclave de Chamberland. — 1° Mettre 2 ou 3 litres d'eau dans l'autoclave.

2° Placer sur le support le panier contenant des objets à stériliser.

3° Rabattre le couvercle et visser les boulons.

4° Ouvrir le robinet et allumer. L'eau entre en ébullition, la vapeur s'échappe. Fermer le robinet. L'aiguille du manomètre monte lentement à 2 atmosphères.

5° Maintenir cette pression pendant 1/2 heure ou une heure.

Stérilisation de l'eau. — L'eau destinée au lavage des mains du chirurgien et à la préparation des solutions antiseptiques (solution de sublimé (1) 1/1000 solution d'oxycyanure de mercure 1 1.000, de permanganate de potasse 50 %, de bisulfite de soude 10 % etc.), sera stérilisée par l'ébullition prolongée ou par des appareils spéciaux appelés *Stérilisateurs à eau.*

Stérilisation des ustensiles — Les cuvettes, les bassins, les plateaux seront flambés à l'alcool.

Stérilisation de la région opératoire. — Est faite d'habitude au moment de l'opération par le chirurgien lui-même ou par son aide. Un excellent moyen de stériliser très rapidement une région opératoire quelconque est de la couvrir d'une couche de teinture d'iode.

Ceci fait, la région sera entourée de champs stérilisés.

----

(1) Le sublimé attaque les instruments. Il faut éviter de les mettre en contact avec cet antiseptique.

§ III. — Préparatifs d'une opération.

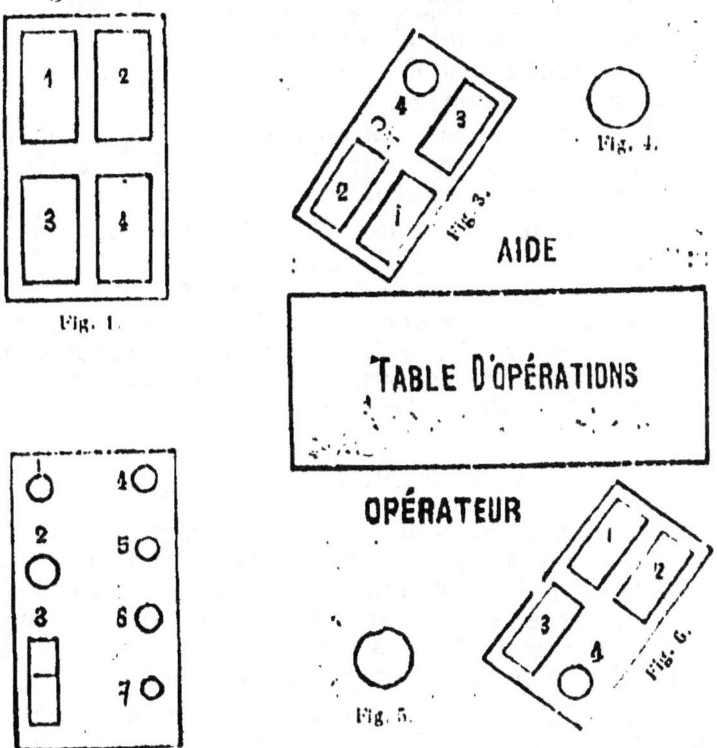

Manière de disposer les tables et le matériel chirurgical pour une opération.

I — Avant l'opération.

La veille de l'opération, il faut préparer le malade :

1° lui donner un grand bain savonneux.

2° le purger ou lui administrer un lavement sauf indications contraires.

3° Analyser ses urines ; les résultats de l'analyse doivent être négatifs au point de vue de l'albumine et du sucre.

4° le raser proprement.

Fig. 1. — 1. Bandages. — 2. Coton stérilisé. — 3. Champs stérilisés. — 4. Boîte à instruments stérilisés.

Fig. 2. — 1. Teinture d'iode. — 2. Solutions injectables caféine, etc. — 3. Seringues stérilisées. — 4. Alcool à 90°. — 5. Éther. — 6. Essence. — 7. Fils, caguts, crins de Florence.

Fig. 3. — 1. Instruments. — 2. Petites compresses. — 3. Grandes compresses. — 4. Alcool iodé. — 5. Teinture d'iode.

Fig. 4. — Solution oxycyanure de Hg.

Fig. 5. — Solution oxycyanure de Hg.

Fig. 6. — 1. Instruments. — 2. Petites compresses. — 3. Grandes compresses. — 4. Alcool iodé.

5° désinfecter la région par quelques lotions d'éther ou d'alcool suivies d'un badigeonnage iodé.

L'ombilic où s'accumulent des débris épithiliaux doit être désinfecté soigneusement.

6° Faire un pansement aseptique sur la région opératoire avec défense expresse au malade de le défaire. Ce pansement ne sera enlevé qu'au moment de l'intervention.

7° Recommander au malade de ne rien prendre le jour de l'opération.

En dehors de ces soins de propreté et de ces précautions aseptiques et antiseptiques, l'infirmier doit s'occuper du malade lui-même. Par son tact, ses bonnes paroles il saura le rassurer sur les conséquences de l'intervention tout en évitant de faire des réflexions pour ne pas l'effrayer.

II. — Pendant l'opération.

Les instruments sont placés de chaque côté du malade sur une table spéciale, à droite du chirurgien et de son aide, à la portée de leurs mains, dans des plateaux stérilisés. Les cuvettes contenant des solutions d'oxycyanure de mercure sont disposées à côté des instruments pour qu'ils puissent y désinfecter de temps en temps leurs mains.

Un infirmier revêtu de blouse aseptique est exclusivement chargé de passer au chirurgien les instruments supplémentaires, les compresses aseptiques, les catguts, la soie, les crins, etc... pouvant être demandés au cours de l'opération.

Un autre renouvelle les solutions antiseptiques, chauffe le thermocautère, maintient le malade pendant la chloroformisation, etc.

Au cours de ces préparatifs et pendant l'opération, les infirmiers doivent toujours prendre des précautions indispensables pour *éviter de contaminer les mains du chirurgien ou les objets destinés à l'opération.*

Il faut tenir les cuvettes contenant les solutions antiseptiques sur les côtés et non en plongeant les pouces comme l'indiquent les figures ci-contre.

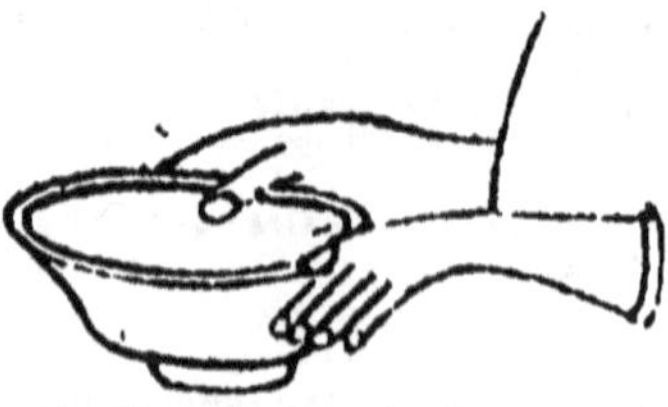

Manière défectueuse de tenir une cuvette.

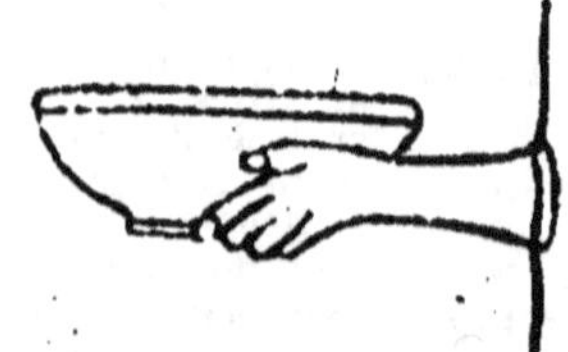

Manière rationnelle de tenir une cuvette.

III. — Après l'opération.

On doit désinfecter la salle et remettre toutes choses en état.

Les instruments seront nettoyés, séchés et remis dans des boîtes ou sur les étagères des vitrines.

Les objets de pansement ayant servi et les détritus de toute nature seront recueillis dans des caisses de tôle et portés au four crématoire pour y être brûlés.

Le linge à pansement encore utilisable sera empaqueté avec des draps et des blouses sales et porté à la buanderie pour y être désinfecté et lavé.

Les liquides chirurgicaux seront versés dans les vidoirs ; les récipients qui les contenaient seront nettoyés.

La table d'opérations et les tables seront nettoyées avec un torchon imbibé de solution antiseptique.

Le parquet sera lavé au crésyl.

Après tout ce travail, on remplace ce qui a été consommé en objets de pansement, en solutions antiseptiques et en chloroforme pour reconstituer les approvisionnements de la salle de chirurgie qui doivent toujours être tenus au complet.

Soins post-opératoires à donner au malade. — Tenir le malade immobile, écarter de lui toutes les causes d'excitation : bruit, lumière trop vive.

Surveiller les *vomissements* (tourner la tête en cas de vomissements pour que les liquides vomis ne tombent pas dans le larynx), *l'hémorragie* et le *syncope*.

Ne rien donner à manger à boire sans un ordre précis du chirurgien.

Surveiller le pouls et la température et prévenir le médecin si c'est nécessaire.

Assurer l'évacuation de la vessie, surveiller les émissions de gaz les selles.

Prévenir les escarres ; installer au besoin la position demi-assise.

Garnir le lit quand il s'agit d'une opération pouvant être suivie d'hémorragie ou de suppuration, pour empêcher le sang et les autres matières de souiller le drap de dessous et le matelas. Changer aussitôt que possible la garniture au cas où elle viendrait à être salie.

CHAPITRE III.

PANSEMENTS ET BANDAGES.

§ I. — Pansements.

On entend par pansement toute application méthodique de topiques ou de moyens propres à amener la guérison d'une plaie en la protégeant contre les germes infectieux et aussi contre les violences extérieures.

Toute plaie guérirait naturellement si elle n'était pas infectée, c'est-à-dire si des microbes du milieu extérieur ne venaient pas la contaminer.

Les pansements ont pour but de détruire les microbes qui l'ont infectée, d'empêcher d'autres microbes de venir se déposer à sa surface et de la protéger contre les heurts extérieurs, cause de souffrance pour le blessé.

Une condition nécessaire de tout pansement est que le pansement ne soit pas lui-même une cause d'infection. En principe, toute substance destinée à être mise en contact avec une plaie doit être absolument privée de germes (gaze stérilisée, coton stérilisé, instruments stérilisés, mains désinfectées).

Les pansements sont une des parties les plus importantes de la chirurgie; en effet, beaucoup d'affections chirurgicales exigent un pansement méthodiquement appliqué, et l'opération pratiquée avec la plus grande habileté peut être suivie de résultats fâcheux, si les pansements qu'elle nécessite ont été négligés.

Préparatifs d'un pansement. — Pour faire un pansement, l'infirmier doit avoir à sa disposition :

1° *Des matériaux à pansement :* compresses de gaze stérilisée, coton hydrophile stérilisé, coton cardé stérilisé et des bandes.

2° *Quelques instruments stérilisés,* tels que : une pince destinée à retirer les compresses souillées par la plaie et à porter sur la plaie des compresses pour la nettoyer, une paire de ciseaux destinés à couper les pièces de linge qui entrent dans la composition du pansement, une spatule pour étaler les topiques.

3° *Des agents antiseptiques* qui sont *liquides* comme la teinture d'iode, l'éther, l'alcool à 90°, l'eau oxygénée, la solution d'oxycyanure de Hg. à 1/1.000, etc.; *pulvérulents* (1) comme la poudre d'iodoforme, de bismuth, de charbon, etc, ou des *corps gras* à l'état de pommade, comme la pommade de Reclus, la vaseline salolée ou boriquée.

4° Quelques *cuvettes flambées* pour contenir de l'eau bouillie chaude ou des solutions antiseptiques (oxycyanure de mercure par exemple).

5° Des *bassins* pour recevoir les pièces de pansement et les liquides de lavage.

L'infirmier qui fait un pansement, doit faire attention à ce que tous les objets dont il peut avoir besoin soient à sa portée et que tout soit prêt. Il doit avoir soin de placer le malade de telle sorte que celui-ci puisse garder la même position sans être gêné pendant toute la durée du pansement et que lui-même ait les mouvements bien libres.

Technique d'un pansement. — La grande loi des pansements est la *propreté*.

Avant l'application d'un pansement, il convient de stériliser les instruments, de désinfecter les mains (2) et de nettoyer la plaie et ses environs.

a) *Stérilisation des instruments.* — Les instruments seront d'abord stérilisés car tout ce qui doit servir à faire un pansement doit être privé de germes. Les 2 procédés que l'on emploie couramment dans la préparation d'un pansement sont: le flambage et l'ébullition.

b) *Désinfection des mains.* — Avant de faire un pansement, l'infirmier doit procéder à la désinfection de ses mains. Les mains et les ongles (3) seront lavés et brossés soigneusement à l'eau chaude et au savon, puis trempés dans une solution de cyanure de mercure, puis lavés à l'alcool qu'il laisse évaporer.

c) *Nettoyage de la plaie et de ses environs.* — Se fait pour les plaies infectées à l'aide de tampons de coton hydrophile

---

(1) On n'emploie presque plus ces topiques parce qu'on a remarqué qu'ils n'avaient qu'une action lente et qu'ils étaient nocifs pour les tissus.

(2) Il faut que les infirmiers aient sans cesse présent à l'esprit que l'air ambiant est plein d'organismes mortels pour les blessés, que le *terrible microbe* est partout cherchant sa proie, qu'il se fixe à toutes les parties du corps, vêtements, mains et qu'il suffit d'un moment de négligence ou d'une minute d'oubli pour infecter une plaie par une main, un linge, un instrument mal lavés ou mal désinfectés.

(3) Les ongles doivent être coupés court.

imbibés de solutions antiseptiques qui seront jetés au fur et à mesure qu'ils sont souillés et pour les plaies aseptiques, à l'aide de compresses imbibées d'éther ou d'alcool à 90°.

Il faut toujours aller du centre à la périphérie pour ne pas ramener la saleté des bords sur la plaie.

Méthodes de pansement.— Diverses sortes de pansements:
1° *Pansement sec aseptique,* utilisé pour les plaies opératoires, après une intervention chirurgicale aseptique (1).

Il consiste en application de compresses de gaze stérilisée sur la plaie de coton hydrophile et de coton cardé stérilisé, puis d'une bande propre.

Avant d'appliquer les compresses, on fait d'habitude des attouchements de teinture d'iode sur la plaie avec un pinceau pour la bien désinfecter.

2° *Pansement humide,* utilisé dans les plaies enflammées et infectées. Il consiste en application de compresses de gaze trempées dans un liquide (eau bouillie ou liquide antiseptique faible) — de coton hydrophile imbibé et exprimé par-dessus, — de coton cardé et d'un tissu imperméable (makintosh ou taffetas gommé) pour conserver l'humidité

Le pansement humide doit être renouvelé tous les jours ou deux fois par jour suivant l'état de la plaie. On ne le cesse que lorsque l'inflammation a disparu et on le remplace d'habitude par un pansement sec.

3° *Pansements fréquents avec irrigations antiseptiques (selon la méthode de Carrel)* très employés dans les plaies infectées et anfractueuses comme les plaies produites par projectiles de guerre, les plaies par écrasement par une roue de voiture ou de wagon. On place dans les plaies une série de drains de formes et de calibres appropriés de façon à en effectuer une irrigation complète avec la solution de Dakin.

La solution de Dakin n'est autre qu'une solution d'hypochlorite de soude. Elle a l'avantage sur les antiseptiques usuels en ce qu'elle détruit les microbes sans léser les cellules de l'organisme.

Dans cette variété de pansement, il ne faut jamais employer d'imperméable.

---

(1) Pour les pansements, on conseille maintenant de panser à bout de pince, c'est-à-dire de ne toucher la plaie et les matériaux de pansement que par l'intermédiaire d'une pince.

4° *Pansements gras rares.* — La plaie sera pansée abondamment avec une pommade antiseptique (Pommade de Reclus, de Menclère). Le pansement sec, appliqué par-dessus, sera laissé en place pendant 2 à 3 jours.

Renouvellement du pansement. — Il est inutile de renouveler le pansement sec aseptique. On ne doit y toucher que lorsqu'il est souillé de pus ou de sérosité, lorsque le malade a la température ou souffre.

C'est avec la plus grande douceur que l'infirmier devra enlever le pansement. Il coupera la bande, si c'est une bande en gaze ou en tarlatane; il la déroulera, si c'est une bande de crépon ou de toile (elle pourra servir de nouveau après lavage) Il enlèvera d'abord le coton cardé, puis le coton hydrophile, enfin les compresses de gaze pièce par pièce. S'il y a une compresse de gaze qui est collée à la plaie, il s'efforcera de la détacher sans lavage, en allant très doucement pour ne pas enlever la peau nouvellement formée. Si elle adhère trop, il la détachera en l'humectant légèrement avec un peu d'eau oxygénée ou avec un filet d'eau stérilisée.

Il refera ensuite le pansement après avoir nettoyé soigneusement la plaie. Les débris de pansements, les tampons salis doivent être jetés dans un bassin et brûlés.

Tout pansement doit être mollement appliqué; cependant, il doit être assez serré pour que les mouvements du malade ne le dérangent pas. Il est indispensable toutefois que la contriction de la bande n'aille pas jusqu'à faire souffrir le malade et arrêter le cours du sang.

§ II. — Bandages.

Arrangement méthodique d'une ou de plusieurs pièces de pansement sur une partie du corps.

Pour faire des bandages, on se sert de *bandes.*

Manière de rouler les bandes. — Pour rouler une bande, on replie sur lui-même 4 ou 5 fois un des chefs puis cette portion repliée est roulée en cylindre. On saisit ensuite entre l'extrémité du pouce et de l'index de la main gauche, l'axe de ce petit rouleau, on dispose entre la base du pouce et l'indicateur de la main droite placée de champ, la portion déroulée de la bande qu'on laisse prendre. Alors les 2 doigts de la main gauche font courir la bande de droite à gauche sur son axe, autour duquel le plein de la bande s'enroule successivement, les doigts libres de la main gauche maintiennent fixée dans la paume de la main la partie déjà roulée, et l'on continue jusqu'à ce que la bande soit épuisée.

Manière d'appliquer les bandes. — La main droite prend la bande, le chef à dérouler étant placé en-dessous; celui-ci est saisi entre le pouce et l'index de la main gauche, puis appliqué sur la partie du membre où doit commencer le bandage. On fixe ce chef par quelques tours de bande circulaires, puis on continue l'application de la bande par des tours de spirale en obliquant ses jets suivants la direction que l'on veut donner au bandage. Lorsque le globe est épuisé, on arrête la bande en fixant par des épingles ou en fendant la bande à son extrémité terminale et en nouant ensemble les deux chefs.

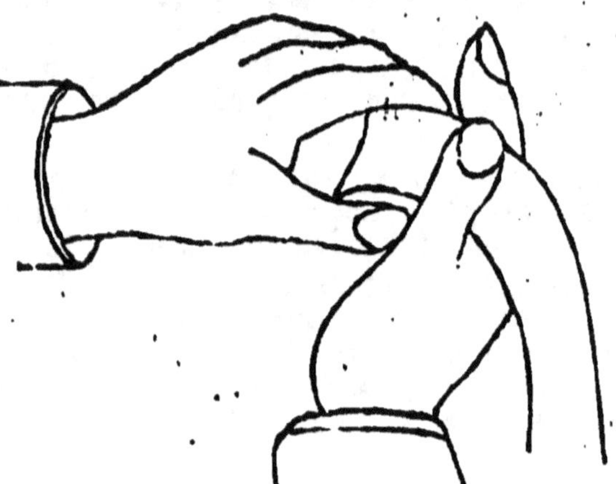

Manière de rouler une bande.

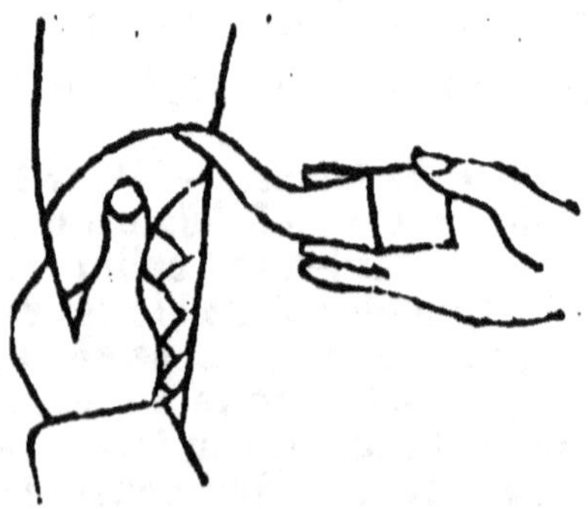

Manière de faire les renversés.

La main gauche fixe la portion déroulée de la bande,
la main droite retourne la bande.

Lorsqu'on applique une bande sur une partie de forme conique, comme l'avant-bras par exemple, les jets de bande ne s'appliquent point exactement par leurs bords ; il se forme ce qu'on appelle des *godets*. On évite les godets en faisant des *renversés*.

Manière d'enlever une bande. — Pour enlever une bande, on détache l'épingle, on déroule les tours en pelotonnant la bande et en faisant passer la masse pelotonnée successivement d'une main dans l'autre.

a) Bandages simples :

Sont des bandages faits avec des bandes seules.

Suivant la direction qu'on donne à la bande, on divise les bandages simples en :

1° *Bandages circulaires :* Circulaires du cou, d'un doigt.

2° *Bandages obliques :* Oblique contentif du cou et de l'aisselle.

3° *Bandages spiraux :*

    a) Spiral contentif de la poitrine.
    b) Spiral d'un doigt.
    c) Spiral de l'avant-bras.
    d) Spiral de tous les doigts ou gantelet de la main.
    e) Spiral du pied.

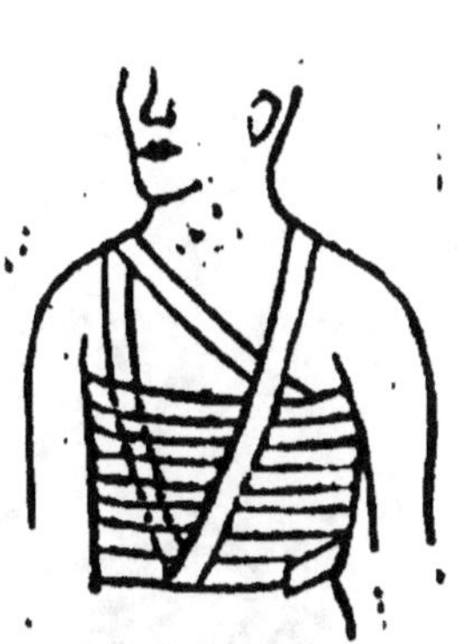

Spiral du thorax.

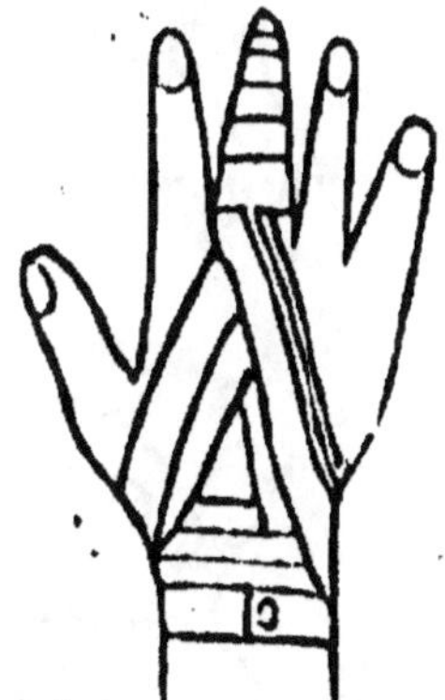

Spiral d'un doigt (médius).

4° *Bandages croisés en 8 de chiffre :*

    a) Croisé d'un œil ou monocle.
    b) Croisé des yeux ou binocle.

c) Chevestre simple.
d) Chevestre double.
e) Croisé du cou et de l'aisselle.
f) Spica de l'épaule.
g) Croisé d'une mamelle et de 2 mamelles.
h) Spica du pouce.
i) Huit du coude et du genou.
j) Spica simple de l'aine.
k) Spica double de l'aine.

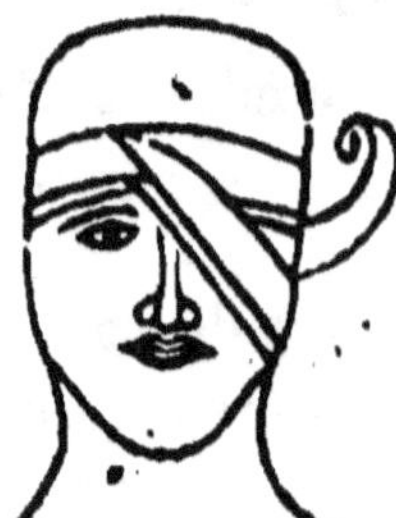

Monocle.

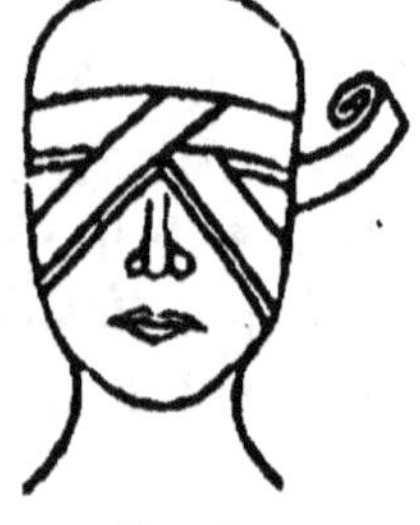

Binocle.

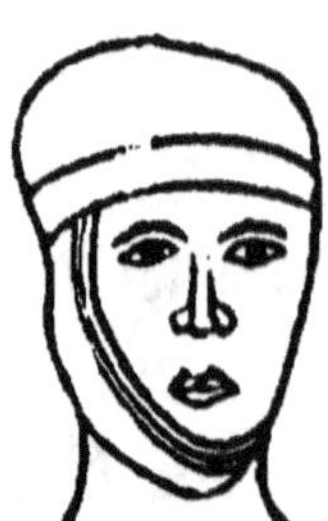

Chevestre simple.

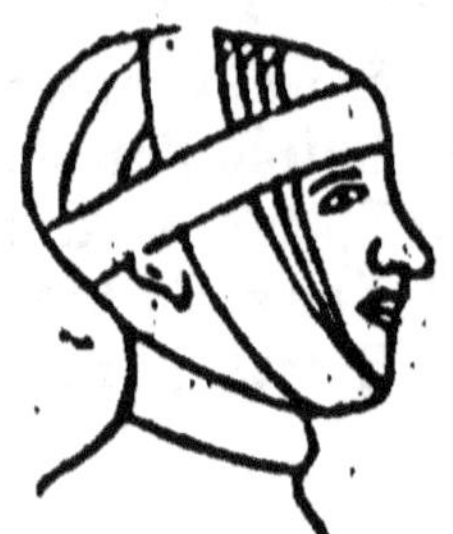

Chevestre double.

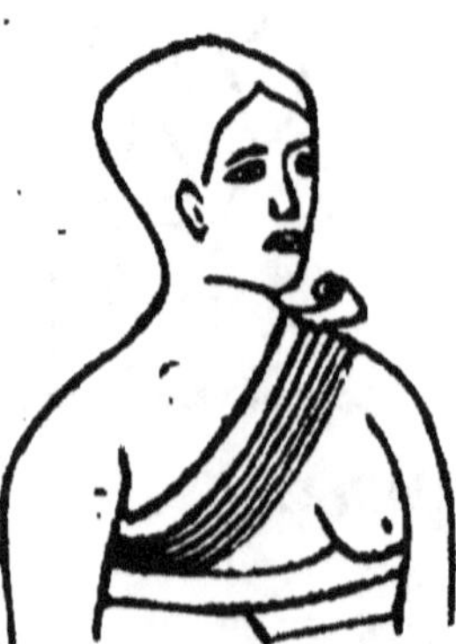

Croisé d'une mamelle.

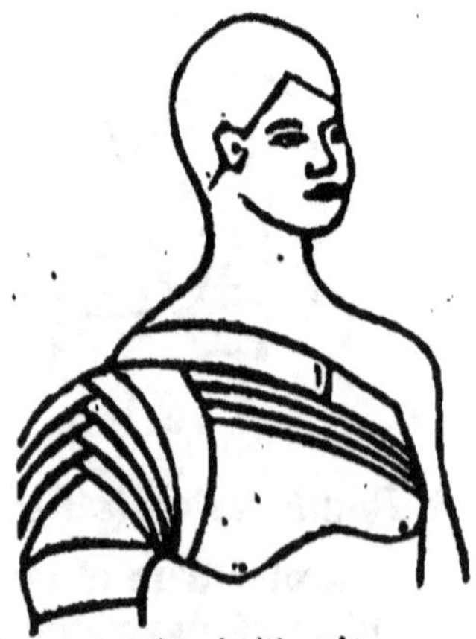

Spica de l'épaule

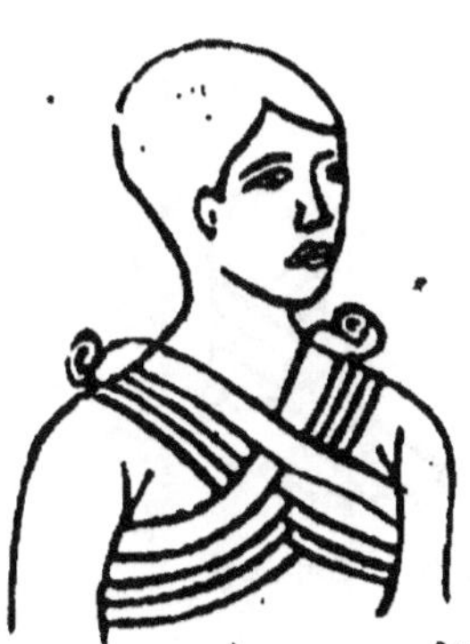

roisé des 2 mamelles.

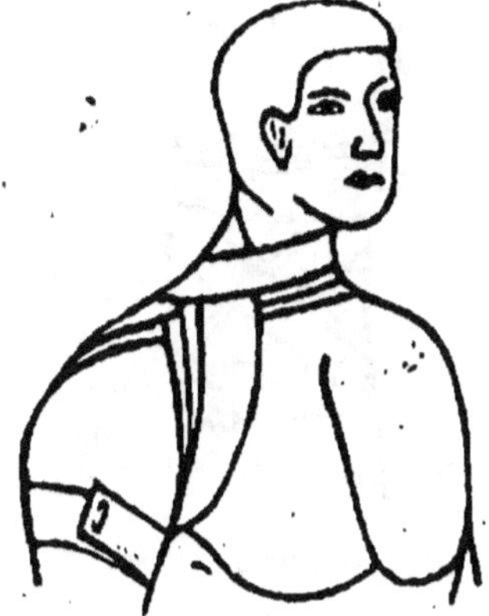

Croisé du cou et de l'aisselle.

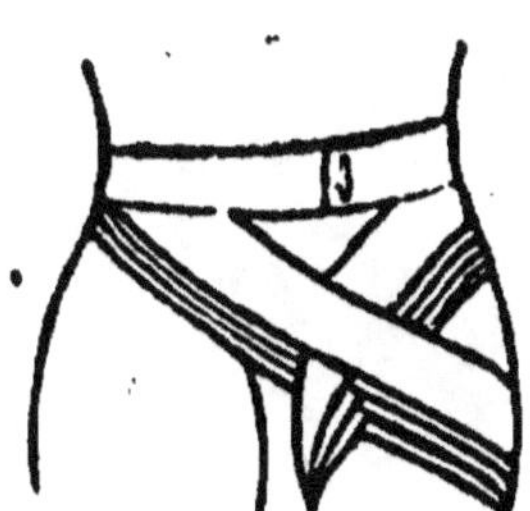

Spica simple de l'aine.

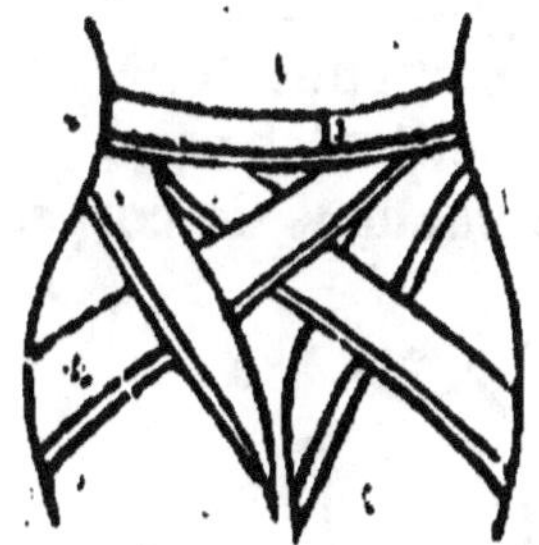

Spica double de l'aine.

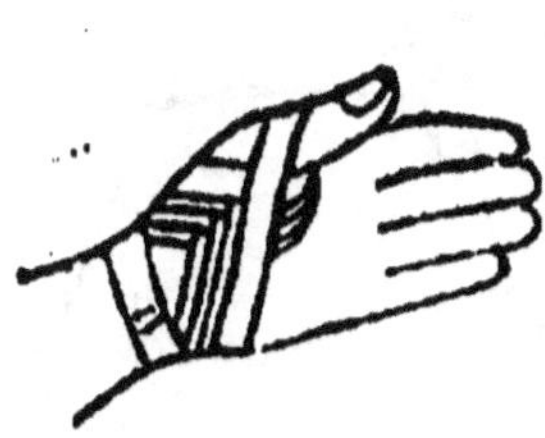

Spica du pouce.

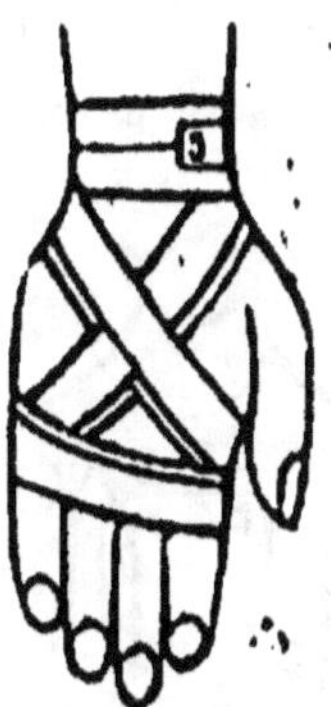

Huit postérieur du poignet.

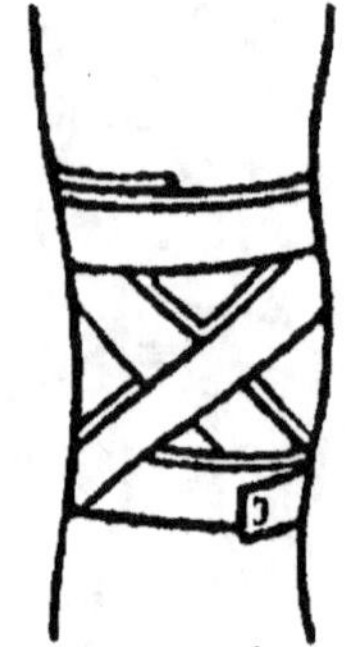

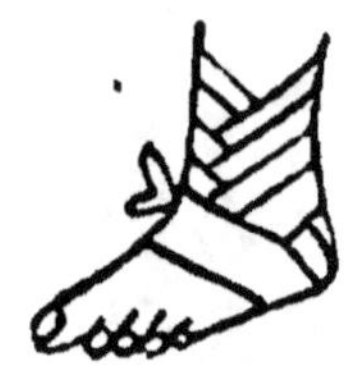

Huit postérieur du genou.
Huit du cou-de-pied.

b) Bandages pleins.

Se font avec des pièces de linge non divisés. Les plus employés sont :

1° La grande écharpe triangulaire.
2° La moyenne écharpe.
3° La petite écharpe.
4° Le bandage de corps.

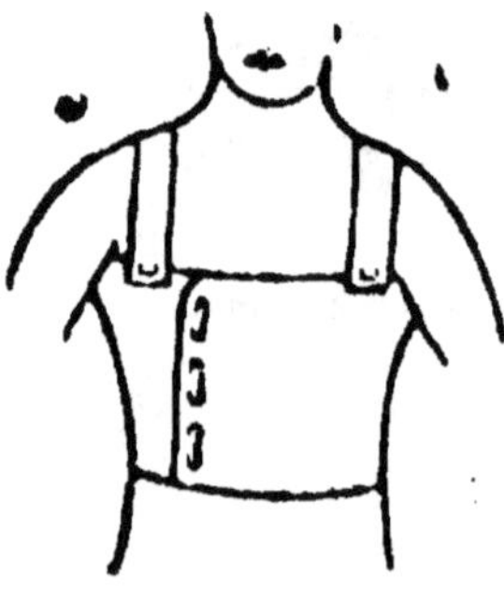

Bandage de corps.

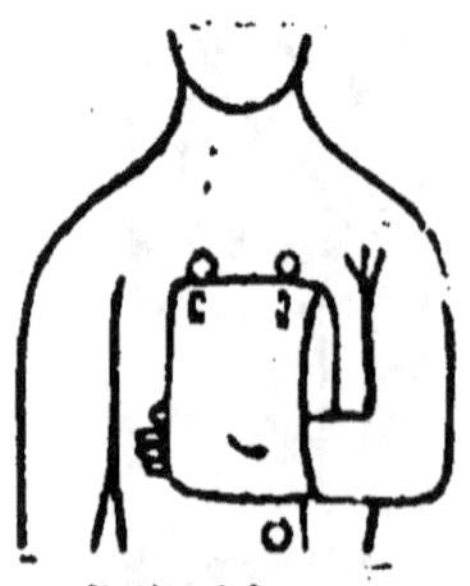

Petite écharpe.

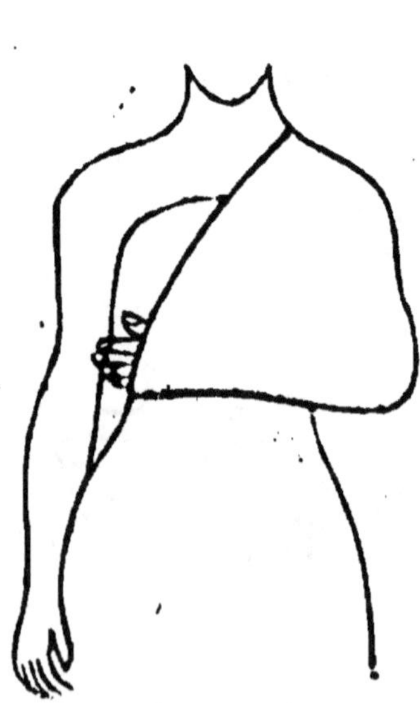

Grande écharpe.

Le bandage de corps est une pièce de toile taillée en forme de rectangle allongé, mesurant en général 80 ^{cm} de long sur 40 ^{cm} de large. On le fixe en avant par des épingles, et pour l'empêcher de glisser, on le maintient par des bandelettes passant par-dessus les épaules (*bretelles* ou *scapulaire*) ou par des bandelettes ramenées entre les cuisses (*sous-cuisses*).

c) Bandages composés.

Sont faits avec plusieurs pièces de linge ou avec une seule pièce de linge présentant des divisions.

Les principaux bandages composés sont :

1° Le bandage en T composé de 2 bandes dont l'une est fixée à angle droit sur l'autre.

2° La fronde.

3° Le bandage flottant.

4° Le bandage carré de la fesse.

5° Le suspensoir.

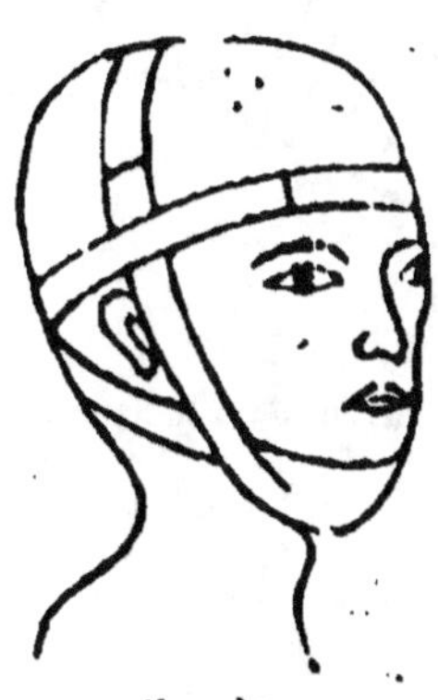

Fronde.

d) Bandages récurrents.

Sont formés par des circulaires paraboliques fixées chacune en particulier par une circonvolution circulaire.

Principaux bandages récurrents :

1° La capeline.

2° Le bandage récurrent des moignons.

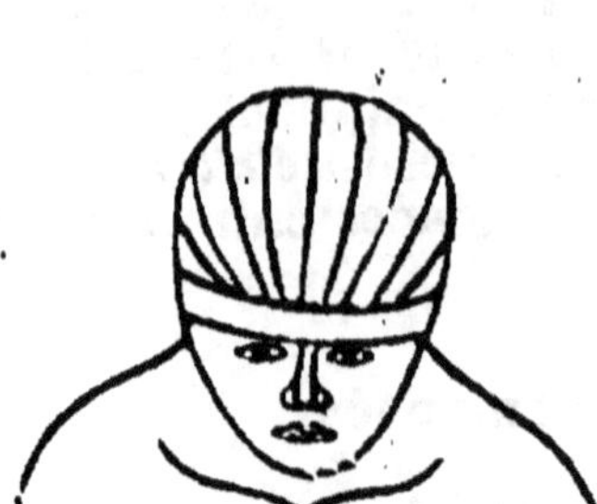

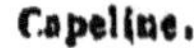

Capeline.

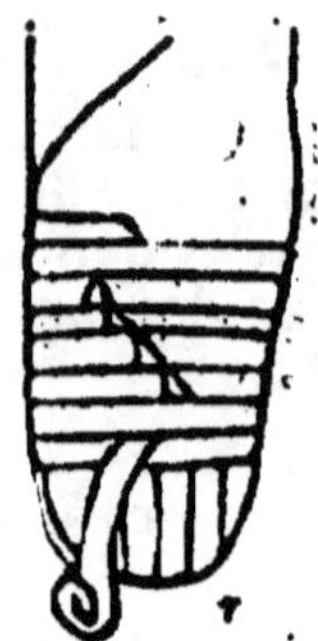

Bandage récurrent d'un moignon
de cuisse.

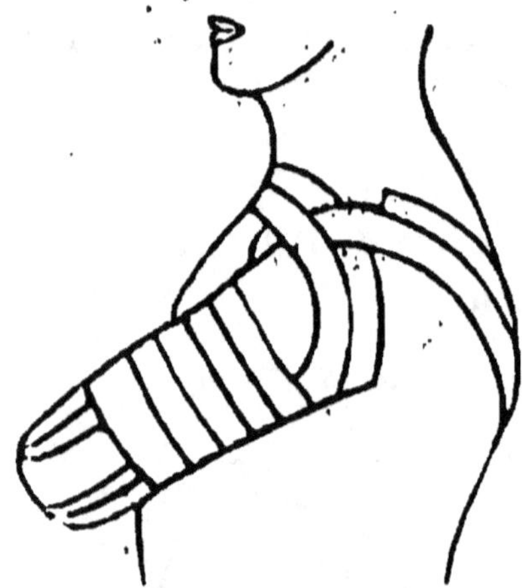

Bandage récurrent d'un moignon de bras.

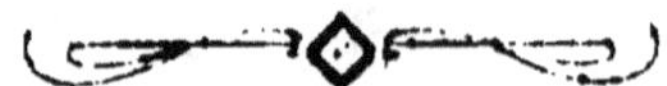

CHAPITRE IV

SOINS AUX BLESSÉS.

Conduite à tenir en présence d'un blessé.

Un accident vient de se produire dans la rue, aux champs, à la maison. Que faire avant l'arrivée du médecin ?

1°) Interroger le malade et l'entourage.

2°) Examiner la blessure. Si elle saigne, c'est qu'il y a plaie avec hémorragie plus ou moins abondante. Si elle ne saigne pas, il peut y avoir contusion, entorse, luxation, fracture ; s'il est victime de la chaleur, il y a brûlure.

3°) Donner les soins strictement nécessaires, arrêter l'hémorragie immobiliser le membre, panser aseptiquement la plaie ou la brûlure.

4°) Transporter le blessé chez lui ou à l'hôpital à l'aide d'un brancard improvisé ou dans une voiture, un hamac, un pousse-pousse.

5°) Déshabiller le blessé et le faire coucher en attendant l'arrivée du médecin.

Pour déshabiller, il faut commencer par le membre sain et finir par le membre blessé. S'il y a lieu, découdre les vêtements et non les couper (1).

En attendant le médecin, surveiller le blessé, lui porter secours en cas de besoin et noter les symptômes apparents.

Relèvement et transport des blessés. — Pour *relever un blessé ou un malade couché par terre ou dans un lit,* deux aides sont nécessaires : un infirmier de tête glisse ses mains sous les aisselles du malade, soulève et porte ainsi la tête et la partie supérieure du tronc, pendant qu'un deuxième infirmier passant l'un des bras sous les reins et l'autre sous les cuisses, soulève et porte ces parties. Le malade étant ainsi soulevé, un aide glisse le brancard au-dessous de lui, les porteurs se baissent et l'y déposent doucement.

---

(1) Ce serait plus commode et plus expéditif de couper, cependant il faut se rappeler que nous avons affaire bien souvent à des blessés pauvres et qu'il y a grand intérêt pour eux à ce qu'on n'abîme pas leurs vêtements.

Nous dirons plus loin, en parlant du relèvement des blessés atteints de fractures, comment un aide doit toujours être réservé et consacré exclusivement à la préhension du membre blessé.

Pour enlever le brancard, deux personnes sont également nécesaires. Elles se placent entre les bras du brancard, se baissent à hauteur convenable, saisissent fortement le brancard et se relèvent simultanément. Simultanément aussi, elles se mettent en marche, en ayant soin de partir d'un pied différent, et elles marchent d'un pas égal et régulier pour ne pas communiquer au blessé et au malade des secousses trop pénibles ou trop fatigantes.

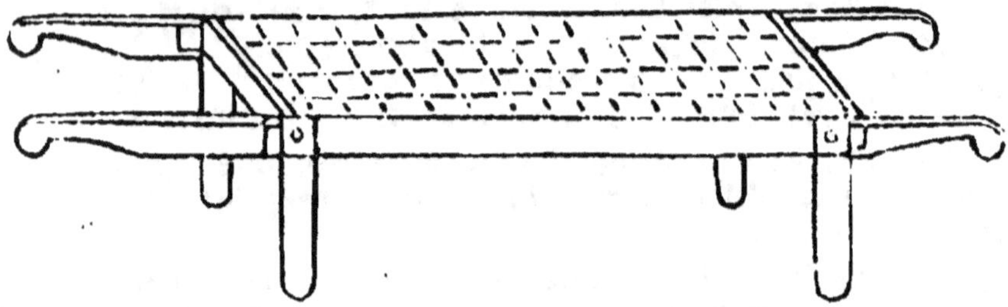

Brancard.

I.— Premiers secours en présence d'une hémorragie.

L'infirmier doit d'abord chercher d'où vient le sang en dégageant la partie qui saigne, et en se rappelant qu'il y a 3 sortes d'hémorragies (capillaire, artérielle et veineuse).

a) *Hémorragie capillaire.*— Laver la plaie, compression directe et pansement sec compressif (1).

b) *Hémorragie artérielle.* — Compression avec le doigt sur l'artère entre la plaie et le cœur, si elle est accessible ; — ou application d'un *garrot.*

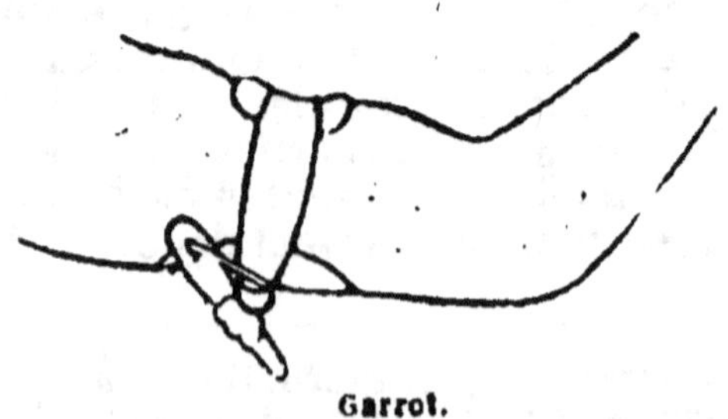

Garrot.

(1) N'employez jamais le perchlorure de fer pour arrêter une hémorragie, car il brûle les tissus de la plaie et les voue inévitablement à la suppuration.

Prendre un lien quelconque, mouchoir, serviette, foulard, corde, etc, entourer avec ce lien le membre blessé au dessus de la plaie. Passer un bâton ou une tige rigide quelconque et tordre le lien en tournant le bâtonnet. On obtient une construction énergique (1) qui arrête l'hémorragie.

e) *Hémorragie veineuse.* — Pansement compressif ou compression entre la plaie et les capillaires.

L'hémostase définitive sera faite à l'hôpital par le médecin qui posera une pince hémostatique sur le vaisseau et qui fera une ligature au catgut pour obturer la lumière du vaisseau.

II.— Plaies accidentelles (ou blessures ouvertes)

Une plaie est une solution de continuité de la peau et des tissus.

Division des plaies. — Suivant les parties qu'elles intéressent, les plaies sont dites : *superficielles, profondes ou pénétrantes.*

D'après leurs causes, on divise les plaies en.

1º Plaies par instrument tranchant ou coupures.
2º   —   —   —   contondant ou plaies contuses.
3º   —   —   —   piquant ou piqûres.
4º   —   —   armes à feu.
5º   —   —   arrachement (explosions, plaies d'usine).
6º   —   —   morsures et les plaies empoisonnées.

Complications des plaies. — Les complications des plaies se distinguent en :

1º *Complications immédiates* : *l'hémorragie* dont nous avons parlé plus haut, la présence de corps étrangers : débris de vêtements, terre, fumier, fragments de projectiles, etc, que l'on doit enlever de suite car ils provoquent et entretiennent les complications septiques.

2º *Complications secondaires ou infectieuses* que l'infirmier doit connaître pour tâcher de les éviter et dont les

(1) Un garrot ne doit pas être laissé plus de deux heures car il pourrait amener la gangrène du membre.

principales sont : la lymphangite, la suppuration, l'érysipèle(1) la gangrène gazeuse(2 , la septicémie(3) et le tétanos.

Le *Tétanos* est une maladie grave due à l'intoxication générale de l'organisme par la toxine du *bacille de Nicolaïer* qui a pullulé au niveau de la plaie quelquefois insignifiante en apparence. Cette complication redoutable, presque toujours mortelle est heureusement et facilement évitable par une injection sous-cutanée de 10ᶜᵐᵉ de sérum antitétanique que l'on devra pratiquer systématiquement toutes les fois qu'on est en présence d'une plaie suspecte et souillée de terre, de poussières provenant du sol, de débris de fumiers, de la vase des eaux. C'est dans la terre et le fumier que vit le bacille tétanique.

Traitement des plaies accidentelles. — Le traitement des plaies accidentelles (4) consiste à arrêter l'hémorragie s'il y en a, à extraire les corps étrangers, à désinfecter la plaie et son pourtour par un lavage à l'eau bouillie et du savon puis par une application de teinture d'iode (5) ou d'éther, et enfin à faire un pansement sec aseptique. —Les tissus meurtris et dilacérés des plaies contuses constituant pour les microbes un terrain favorable doivent être excisés (épluchage).

On injectera à titre préventif 10ᶜᵐᵉ de sérum antitétanique (6).

---

(1) L'érysipèle est une maladie contagieuse due au streptocoque pyogène qui pénètre dans l'organisme par une solution de continuité de la peau et des muqueuses même inappréciable à l'œil nu. Elle est caractérisée par une inflammation particulière des téguments limités par un bourrelet et des symptômes plus ou moins graves.

(2) La *gangrène gazeuse* est une complication des plaies anfractueuses, due le plus souvent au développement d'un microbe anaérobie (vibrion septique. bacillus perfringens, etc., et caractérisée : 1° par la mortification des tissus avec production de gaz et 2° par des phénomènes d'intoxication générale entraînant la mort.

(3) La *septicémie* est l'empoisonnement du sang dû au passage des agents pathogènes dans le courant circulaire.

(4) En cas de plaie ouverte, fraîche, à bords nets, on doit réunir les bords de cette plaie au moyen de sutures. Les objets à préparer par l'infirmier en vue d'une suture sont : crins de Florence, fils de soie, catgut, aiguille (aiguille de Reverdin, à sutures etc.) et pinces à disséquer.

Si le médecin désire placer les agrafes sur les lèvres de la plaie, l'infirmier devra préparer des agrafes de Michel, une pince à griffes et une pince porte-agrafes.

(5) C'est Reclus qui, en France, a appelé l'attention des praticiens sur les avantages considérables de l'emploi immédiat de la teinture d'iode au point de vue du traitement des plaies traumatiques.

(6) Le sérum antitétanique est du sérum de sang de cheval immunisé contre le tétanos. Il a une action plutôt préventive que curative. Injecté sous la peau, ce sérum confère une immunité contre le tétanos.

Traitement des plaies pénétrantes de la poitrine et de l'abdomen. — Les plaies pénétrantes de la poitrine, surtout celles de l'abdomen sont toujours très graves. Les premières ont pour complication *l'hémothorax.* pouvant s'infecter secondairement par des microbes venant de l'extérieur ; les secondes ont pour complications, la *péritonite généralisée*, due aux piqûres septiques du péritoine et aux perforations des viscères (estomac et intestin) et les *hémorragies internes*, par déchirure du foie, de la rate, de l'épiploon et du mésentère.

a) *Plaies pénétrantes de la poitrine.* - Désinfecter la plaie et les parties environnantes, appliquer un pansement sec aseptique occlusif et diriger le blessé à l'hôpital. — L'étendre en position demi-assise pour lui permettre de respirer plus facilement.

b) *Plaies pénétrantes de l'abdomen.* — Bien désinfecter la plaie et les parties environnantes, nettoyer l'épiploon et l'intestin herniés avec du sérum artificiel tiède ou avec de l'éther, faire un pansement humide au sérum tiède et envoyer le malade à l'hôpital.

Il ne faut jamais explorer avec une sonde cannelée le trajet des plaies de la poitrine et de l'abdomen.

Traitement des plaies envenimées. — (serpents venimeux).

1°) Appliquer un lien au-dessus de la plaie pour empêcher la pénétration du venin dans le torrent circulatoire.

2°) Cautériser la plaie avec une tige de fer chauffée au rouge ou avec un thermocautère après l'avoir fait saigner.

3°) Faire un pansement humide au permanganate de potasse.

4°) Pratiquer une injection de sérum antivenimeux de 20$^{cm^3}$.

Traitement des morsures de chiens enragés. — Cautérisation de la plaie au thermocautère.

Pansement sec aseptique.

Envoi du malade à l'Institut Pasteur pour suivre le traitement antirabique.

III. — Brûlures.

Ce sont des lésions produites par la chaleur ou les substances caustiques.

Divisions des brûlures, - Suivant la profondeur des lésions, on distingue 6 degrés de brûlures.

1er degré. — Rougeur de la peau (érythème simple).

2e degré. — Formation de cloques remplies de liquide (phlyctènes).

3e degré. — Destruction de la peau.

4e degré. — Destruction de la peau et du tissu cellulaire sous-cutané.

5e degré. — Destruction des parties molles jusqu'à l'os.

6e degré. — Carbonisation de toute l'épaisseur de la partie brûlée y compris l'os.

Traitement — 1°) Brûlure du 1er degré. — Appliquer de la vaseline stérilisée ou de la pommade à l'oxyde de zinc stérilisée ou mettre un cataplasme ordinaire.

2°) Brûlure du 2e degré. — Nettoyer soigneusement avec une compresse stérilisée montée sur une pince et enduite de mousse de savon. Si la peau est couverte d'enduits graisseux, il faut la nettoyer avec un tampon imbibé d'éther. Ouvrir les phlyctènes. Faire un pansement sec aseptique ou un pansement à l'acide picrique en solution 1/100 en mettant des compresses de gaze stérilisées imbibées de la solution picriquée et par-dessus une très mince couche de coton hydrophile et pas de coton cardé. Le pansement ne sera renouvelé que tous les trois ou quatre jours.

On peut aussi faire un pansement à la pommade de Reclus, à l'huile goménolée ou au liniment oléo-calcaire.

Ou bien faire un pansement avec de *l'Ambrine* qui est un mélange de paraffine, de cire et de résine.

3°) Brûlure du 3e et du 4e degré. — Traiter comme une plaie ordinaire après avoir enlevé aux ciseaux les parties carbonisées.

Comme traitement général, on fera des injections sous-cutanées d'huile camphrée, de sérum glucosé pour relever le cœur et combattre l'intoxication, des injections de morphine pour calmer la douleur.

Dans les brûlures, ce qu'il faut considérer surtout, c'est l'étendue des lésions beaucoup plus que leur profondeur : Une brûlure profonde mais limitée est infiniment moins grave qu'une brûlure superficielle mais très étendue.

Cicatrisations vicieuses des brûlures. — Pour éviter des cicatrisations vicieuses des brûlures (adhérances, rétractions) qui nécessiteraient plus tard des interventions délicates, il est nécessaire de placer les parties atteintes dans une bonne position.

Pour les brûlures du thorax et de la partie inférieure du bras, on aura soin de mettre le bras en abduction et de placer les compresses isolantes jusqu'au sommet du creux de l'aisselle ; pour les brûlures du coude et du genou, on mettra le membre en extension ; pour une brûlure de la main, on interposera entre chaque doigt des compresses isolantes.

IV. — Blessures fermées.

a) Contusion. — Lésion produite par la pression ou le choc d'un corps mousse (corps contondant). Dans la contusion, la peau est intacte, tandis que dans la plaie contuse, la peau est déchirée.

En clinique, la contusion se présente habituellement sous trois formes : 1°) l'*ecchymose,* 2°) les *bosses sanguines,* 3°) les *épanchements traumatiques de sérosités* (rares).

1°) L'*ecchymose* est due à la rupture de petits vaisseaux avec menues hémorragies interstitielles, sans altération grave des éléments cellulaires.

2°) Les *bosses sanguines* ou *hématomes* sont dues à la rupture des vaisseaux plus importants ; le sang ne s'est pas infiltré, mais collecté en foyers plus ou moins étendus.

Traitement : 1°) *Ecchymose.* — Faire un pansement à l'eau blanche de la région frappée et repos.

2°) *Bosses sanguines.* — Ponction aseptique ou incision large avec nettoyage du foyer, pansement sec aseptique.

b) Entorse ou foulure. — Lésions périarticulaires causées par un faux mouvement.

Son traitement consiste en pansements résolutifs (alcool camphré et eau blanche) et en massages.

c) Luxation. — Déboîtement de deux surfaces articulaires.

Dans la luxation, les 2 surfaces n'ont plus les rapports qu'elles affectent normalement l'une avec l'autre, tandis que dans l'entorse, les 2 surfaces articulaires gardent leurs rapports normaux. (*Dans l'entorse, il y a eu seulement distension brusque de l'articulation avec arrachement des ligaments périarticulaires*).

Le traitement de la luxation consiste à la réduire et à l'immobiliser pendant quelques jours.

Le médecin seul connaît la méthode appropriée à la réduction des luxations. L'infirmier se contentera de faire un pansement résolutif, de placer le membre dans une écharpe ou une gouttière et d'envoyer le malade à l'hôpital.

d) Fracture. — Est une rupture violente d'un os.

Elle est dite *simple ou fermée*, quand la peau qui recouvre l'os brisé est intacte.

Elle est d te *compliquée ou ouverte*, quand elle communique par une plaie avec l'air extérieur.

La fracture ouverte est beaucoup plus grave que la fracture fermée parce que les microbes de l'air extérieur peuvent pénétrer jusqu'au foyer de la fracture et l'infecter.

Signes de fractures (1). — 1°) Déformation du membre (changement de forme).

2°) Douleur intense au lieu de la fracture.

3°) Crépitation osseuse due aux frottements des extrémités rugueuses des os fracturés.

4°) Mobilité normale.

L'infirmier ne doit en aucun cas rechercher les signes des fractures, car il pourrait faire souffrir le blessé et risquerait d'aggraver la lésion en transformant une fracture simple en fracture compliquée.

Relèvement et transport des blessés atteints de fractures. — Lorsqu'on relève un blessé atteint de fracture, un aide, le plus habile, se consacre exclusivement au membre fracturé, il prend les 2 fragments de ce membre et si les 2 fragments forment un angle très aigu, il essaye d'abord de rendre au membre sa direction et sa forme normales (ne pas insister, s'il y a résistance). Saisissant alors solidement le membre au-dessus et au-dessous du siège de la fracture, il soulève le membre. A ce moment, les infirmiers chargés de l'aider, soulèvent le corps du malade et le déposent sur le brancard ou sur le lit.

Le membre fracturé doit être soulevé le premier et déposé le dernier.

Cette manœuvre exige beaucoup d'attention et de douceur.

---

(1) Il ne s'agit ici que des signes de fractures des membres supérieur ou inférieur.

Les *fractures du crâne* se rec... issent par des signes spéciaux: dépression du crâne, somnolence, coma, monoplégie, hémiplégie, hémianesthésie, ralentissement du pouls et de la respiration, respiration stertoreuse, otorragie, épistaxis, ecchymose sous-conjonctivale, issue de matière cérébrale.

Si le blessé doit être transporté sur un brancard, il faut disposer de chaque côté du membre fracturé des coussins ou des pièces de linge pour éviter le déplacement des extrémités des fragments.

Dans la rue, en cas d'accident et qu'il y a fracture, il faut savoir improviser d'urgence un appareil d'immobilisation (1) avec des attelles, des liens et des coussins.

Comme *attelles* de fortune, on peut employer des branches d'arbre, des planchettes, des manches de balai, des cannes, des bambous, etc.

Pour matelasser les attelles, on les enroule d'une couverture, de vêtements, ou on les double de coton.

Pour les maintenir et les fixer. on pourra employer des ficelles, des ceintures des cordes, des fibres de bambou, etc.

Comme brancards improvisés, on peut utiliser une porte, une échelle, une planche, etc.

Traitement des fractures. — Consiste à réduire et à immobiliser le membre dans un appareil approprié jusqu'à la consolidation.

Seul, le médecin a le droit de faire la *réduction* qui comprend 3 manœuvres: l'*extension*, la *contre-extension et la coaptation.*

La réduction faite, on place le membre dans un appareil *provisoire* qui sera enlevé au bout de quelques jours quand le gonflement aura disparu et on le mettra ensuite dans un appareil *définitif.*

Les infirmiers n'ont pas à placer les appareils mais ils sont appelés à les composer.

Appareils provisoires. — Pour la confection des appareils provisoires. on emploie des attelles en bois, en carton. de dimensions très variables Ces attelles devront être bien matelassées avec du coton cardé.

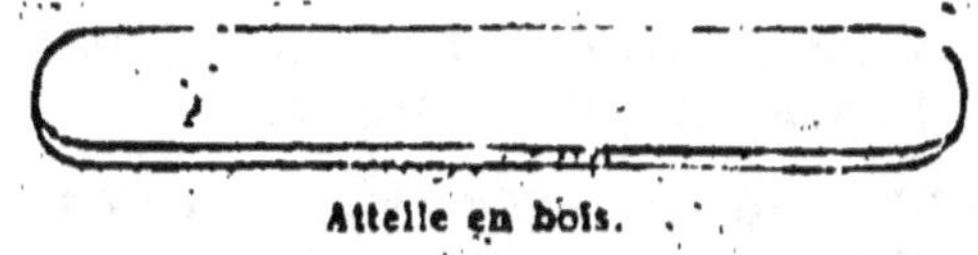

Attelle en bois.

---

(1) En cas de fracture de jambe, il est bon de fixer la jambe malade contre la jambe saine qui constitue une sorte d'attelle naturelle.

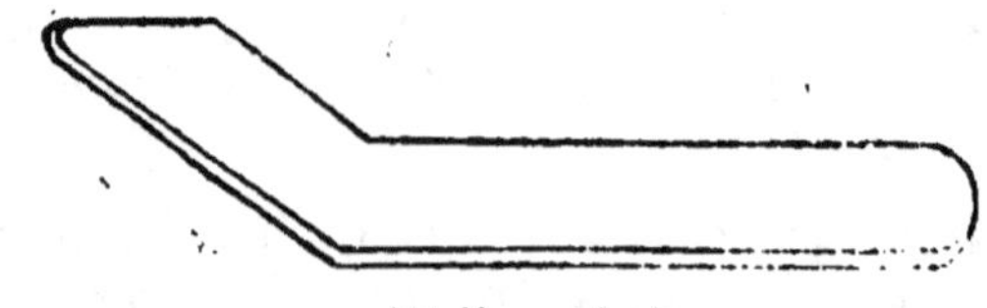

Attelles en bois.

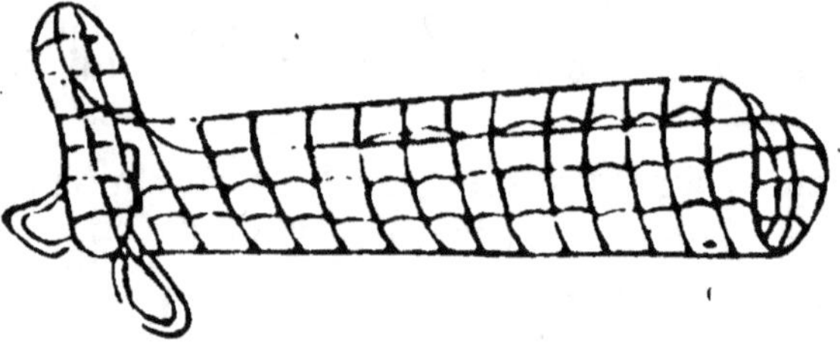

Gouttière métallique.

Pour les lésions des mains, on se sert de *palettes*; pour celles des pieds, de *semelles*.

Dans les formations sanitaires et les postes de secours, on emploie des *gouttières métalliques* destinées à recevoir d'urgence les membres fracturés. On doit garnir les gouttières de plusieurs couches de coton cardé pour éviter les douleurs et les escharres et assurer une contention bien égale.

Appareils définitifs. — Son ten général des appareils plâtrés.

L'infirmier est sans cesse appelé à coopérer dans l'application des appareils plâtrés. Il doit se mettre en devoir de faire rapidement et sans oubli les préparatifs nécessaires.

Préparation d'un appareil plâtré. — Mettre à la disposition du médecin sur une grande table de la salle : 1° de la *tarlatane* pour la confection du patron, des attelles ou des bandes de tarlatane, une grosse aiguille ordinaire et du fil pour faufiler ce patron ou ces attelles. 2°) Une *grande cuvette* pour gâcher le plâtre. 3°) Un broc d'eau froide.

4°) 3 ou 4 boîtes de *bon plâtre de Paris.*

5°) Une bonne provision de *bandes de toile* suivant l'importance de l'appareil qui va être fait.

6°) Et comme pièces accessoires : *coton cardé, rasoir, vaseline, compresses.*

Si le membre sur lequel l'appareil doit être mis est velu, il faut raser les poils ou enduire la région d'une couche de vaseline pour les empêcher de coller au plâtre.

Pendant l'application de l'appareil, l'infirmier se tient à proximité pour donner au médecin tout ce dont il peut avoir besoin.

Après l'application, il lui donne ce qui est nécessaire au nettoyage des mains et surveille l'appareil jusqu'à ce qu'il soit sec. Il prévient le médecin dans le cas où l'appareil occasionnerait des douleurs.

Appareils divers. — Il y aurait encore beaucoup à dire sur l'appareillage des fractures. Nous n'insistons point là-dessus car nous considérons que l'infirmier doit se borner à être l'auxiliaire du médecin et ne jamais s'immiscer dans le traitement des fractures.

Appareils à extension continue. - Employés surtout dans le traitement des fractures des membres inférieurs. On emploie soit *l'appareil de Hennequin,* soit les *appareils en diachylon* dans lesquels, au moyen d'une corde fixée à l'appareil proprement dit, d'une poulie fixée au bas du lit du malade et d'un poids de 5 à 10 kilos, on fait l'extension continue qui a pour but de vaincre la tonicité des muscles et de rendre aux membres leur rectitude,

Pour les fractures de la colonne vertébrale et du bassin, il faut mettre le malade dans la *gouttière de Bonnet* représentée par la figure ci-contre.

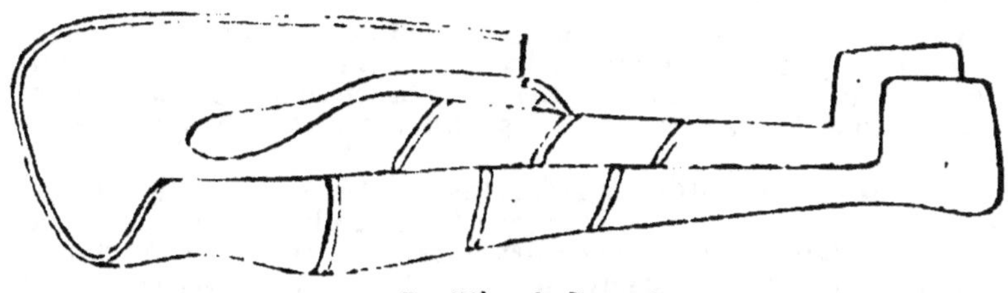

Gouttière de Bonnet.

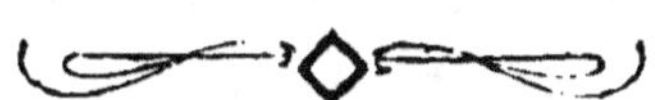

TITRE II
HYGIÈNE

L'hygiène est une science qui apprend à *prévenir les maladies* et à *améliorer la santé* de l'individu et de la race.

Tandis que les études de la médecine proprement dite conduisent à reconnaître et à combattre les maladies une fois qu'elles sont apparues ou qu'elles vont apparaître, l'hygiène se propose d'empêcher l'éclosion ou l'introduction des maladies dans l'organisme.

Le domaine de l'hygiène est immense; et, si l'on veut bien savoir, il faut se limiter plus spécialement à la partie de l'hygiène qui intéresse au plus haut degré la profession qu'on exerce. Or, ce que l'infirmier doit surtout connaître en hygiène, c'est la *prophylaxie des maladies contagieuses.*

Prophylaxie des principales maladies contagieuses.

Les découvertes de Pasteur (1) nous ont appris que les maladies contagieuses sont causées par des microbes et

---

(1) Pasteur dont la France et tous les peuples du monde viennent de célébrer dignement le centenaire en reconnaissance de ses merveilleuses découvertes pour les progrès de la science et le soulagement des souffrances humaines, était un grand savant français, né à Dôle (Jura) en 1822.

La révolution produite en médecine par les découvertes de Pasteur, aucune science n'en connut jamais de semblable. Il y a un demi-siècle, on ignorait l'existence des microbes. Tout n'était qu'obscurité et confusion sur l'origine des maladies transmissibles, quand tout s'est éclairé soudain à la lumière de son génie. L'illustre savant nous a montré la cause de l'infection dans *les germes infiniment petits répandus dans la nature (les microbes)*; il nous a renseignés sur leur mode de pénétration dans l'organisme et sur le mécanisme de leur action; il nous a donné des moyens de les éviter, soit en empêchant leur invasion par des mesures préventives qui ont renové l'hygiène, soit en rendant l'organisme réfractaire par l'inoculation du virus même transformé en vaccin par atténuation.

Pasteur a doté aussi la chirurgie d'un magnifique présent: *la sécurité opératoire.*

Avant ses découvertes, les infections chirurgicales s'étaient développées d'une manière effrayante, les opérés étaient décimés; la mortalité des amputations de cuisse et de jambe oscillait entre 60 et 85 pour 100.

Depuis l'application de ses découvertes dans la stérilisation des mains des chirurgiens, des instruments, la protection des plaies conqu'elles se prennent surtout par contact direct ou indirect; cette connaissance a permis d'organiser d'une façon efficace la lutte contre la contagion.

Il importe que les infirmiers connaissent les mesures d'hygiène et de prophylaxie pour éviter de se contaminer eux-mêmes et de véhiculer au dehors les germes provenant des malades contagieux, source éventuelle d'épidémies. Ils doivent donc, sous la direction du médecin, *isoler* les malades atteints de maladies épidémiques et détruire leurs germes infectieux par une antisepsie scientifique et rigoureuse, (*désinfecter*).

I. — Tuberculose pulmonaire (1)

Maladie contagieuse causée par le *bacille de Koch*. Ce germe a une grande résistance et se conserve longtemps dans l'organisme à l'état latent et au dehors, dans l'eau, sur la terre, les linges sales, etc.

Le tuberculeux est surtout contagieux par *ses crachats* qui contiennent des quantités énormes de bacilles de Koch. Ceux-ci se répandent tout autour du malade, infectant ses

---

tre les microbes de l'air par des pansements ouatés stérilisés, la mortalité des opérations est réduite presque à rien.

Enfin, les découvertes de Pasteur ont apporté la démonstration scientifique de l'*étiologie de l'infection puerpérale (streptocoque)* et de la *gastro-entérite*, permettant de sauver un nombre incalculable de femmes et d'enfants.

(1) On s'occupe maintenant beaucoup de la lutte contre la tuberculose parce qu'on a constaté que cette maladie sociale a ruiné les foyers avant d'y semer la mort.

Il est vrai qu'il y a des tuberculeux qui guérissent, mais, à côté de ces privilégiés du farouche Fléau, combien plus nombreux sont ceux qui succombent après avoir consommé la ruine de leur famille et épuisé leurs propres ressources à se soigner. Dès que la tuberculose a pénétré dans une famille ouvrière, la misère l'accompagne. Pendant de longs mois que dure la maladie tout cède à la fois ; pendant que progressivement fondent les forces du malade, les salaires diminuent ou disparaissent : c'est la nourriture insuffisante, c'est le logement surpeuplé (parce qu'on recherche un foyer moins cher), c'est la malpropreté, le surmenage, la moindre surveillance des enfants. Une famille ouvrière dont le chef est tuberculeux est une famille socialement atteinte, ses ressources de résistances sont taries, de nouveaux cas vont se produire. Née du paupérisme et de la mauvaise hygiène, la tuberculose conduit au paupérisme et au manque d'hygiène. C'est un cycle terrible.

Les Etats civilisés (France, Angleterre, Etats-Unis) l'ont compris, ils ont socialement organisé la lutte antituberculeuse. Depuis la mortalité par tuberculose a baissé de beaucoup.

Leur exemple sera suivi bientôt en Cochinchine et dans les autres colonies françaises.

mains, ses vêtements, sa literie ; ils se dessèchent et se déposent avec les poussières sur tous les objets, sur tous les meubles que renferment les pièces habitées par le tuberculeux ainsi que sur les aliments.

Généralement, c'est par l'inhalation des poussières tuberculeuses que l'on contracte la tuberculose pulmonaire.

Prophylaxie. — La prophylaxie consiste à:

1°) Isoler les tuberculeux, surtout à *isoler les enfants issus de parents tuberculeux.*

Si l'on ne peut pas isoler le tuberculeux, il faut, pour chaque malade atteint de tuberculose, réduire au minimum le nombre des personnes qui vivront avec lui et le soigneront.

2°) *Obliger les tuberculeux à cracher dans des crachoirs* contenant une solution de sulfate de cuivre (1) à 5 pour 100, ou de crésyl à 50 pour 1000 ou de lessive de soude à 10 pour 100, ou une solution savonneuse alcaline de formol (Dr Kuss) (2). Les crachoirs (3) seront soumis à une ébullition prolongée.

3°) Désinfecter leurs linges en les faisant bouillir pendant une heure au moins dans une lessive chaude au carbonate de soude, ou en les trempant pendant 6 heures dans une solution de crésyl à 50/1000 ou en les passant à l'étuve. Les objets les plus usuels : tasse à thé, services de table seront personnels au malade et désinfectés de temps à autre.

4°) *Défendre l'usage des balais* (4) *et des plumeaux* qui ne font que déplacer et soulever la poussière ; mais, pratiquer au contraire le *balayage humide* du parquet avec un torchon imbibé de crésyl, ou le *lavage à grande eau.*

II. — Fièvre typhoïde.

Maladie infectieuse (5), très grave, transmise par l'eau et causée par le *bacille d'Eberth.* Son siège est dans l'intestin.

---

(1) On ne doit pas utiliser la solution de sublimé pour désinfecter les crachats, car le sublimé coagule les matières albuminoïdes des crachats, ce qui empêche sa pénétration jusqu'au bacille de Koch.

(2) La solution de Kuss est composée de 8 grs de savon noir, de 4 grs de carbonate de soude, 40 grs de formol et de 1 litre d'eau ordinaire. Cette solution stérilise les crachats en 15 minutes.

(3) Les crachoirs doivent être munis d'un couvercle évitant l'évaporation rapide et garantissant leur contenu du contact des mouches.

(4) Le balayage à sec est à proscrire.

(5) *Maladie infectieuse*: Maladie due à l'imprégnation, à l'infection de l'organisme par les microbes et les poisons qu'ils fabriquent (toxines).

Le typhique est contagieux par ses urines et ses selles, même plusieurs mois après la guérison.

Prophylaxie. — La prophylaxie de la fièvre typhoïde consiste à :

1° Isoler le malade dans une chambre spéciale.

2° Recueillir dans des récipients spéciaux ses urines, ses selles et ses crachats que l'on désinfectera avec une solution de crésyl à 50 pour 1.000, une solution de chlorure de chaux à 20 pour 1.000, une solution de sulfate de cuivre à 50 pour 1.000, avant de les jeter dans les cabinets.

3° Désinfecter ses linges en les faisant bouillir pendant une heure au moins dans une lessive chaude au carbonate de soude, ou en les trempant pendant 6 heures dans une solution de crésyl à 50 pour 1.000.

4° Pratiquer la vaccination antityphique, utilisée surtout dans les armées.

III. — Dysenterie.

Maladie contagieuse transmise par l'eau, causée dans la *dysenterie bacillaire* par le bacille de Schiga, et, dans la *d'ysenterie amibienne,* par l'amibe.

Le bacille de Schiga et l'amibe vivent dans l'intestin des malades atteints de dysenterie. C'est donc par les selles que les dysentériques sont contagieux.

Prophylaxie. — La prophylaxie de la dysenterie est analogue à celle de la fièvre typhoïde ; elle consistera donc à :

1° Isoler le malade dans une chambre.

2° Recueillir ses selles dans un vase que l'on désinfectera avec une solution de crésyl à 50 pour 1.000, une solution de chlorure de chaux à 20 pour 1.000, avant de les jeter dans les cabinets.

3° Désinfecter ses linges.

IV. — Choléra.

Maladie épidémique (1) très contagieuse, transmise par l'eau de boisson et causée par un bacille appelé *Vibrion cholérique* ou *bacille virgule.*

---

(1) *Maladie épidémique :* — Maladie qui frappe en même temps et dans un même lieu un grand nombre de personnes soumises aux mêmes influences, comme le choléra, la peste.

Maladie endémique — Maladie particulière à une région comme le paludisme en Indochine.

Maladie sporadique — Maladie qui atteint un individu isolément comme le coryza, l'embarras gastrique.

Celui-ci pullule dans les selles du cholérique.

C'est donc par les selles que le choléra se transmet.

Prophylaxie. — La prophylaxie du choléra consiste à :

1° Isoler le cholérique dans une chambre à part, au lazaret ou dans une salle d'isolement.

2°) Recueillir ses selles et ses vomissements dans des vases que l'on désinfectera avec une solution de crésyl à 50 pour 1.000, ou une solution de sulfate de cuivre à 50 pour 1 000, ou une solution de chlorure de chaux (1) à 20/1.000 ou une solution d'eau de Javel à 20 pour 1.000, avant de les jeter dans les cabinets.

3°) Désinfecter ses linges en les faisant bouillir pendant une heure au moins dans une lessive chaude au carbonate de soude, ou en les trempant pendant 6 heures dans une solution de crésyl à 50 pour 1.000.

Les objets fortement souillés devront être incinérés.

4°) Pratiquer la vaccination anticholérique qui consiste à injecter sous la peau des personnes saines 1ᶜᵐᵉ de vaccin anticholérique en prenant toutes les précautions d'asepsie et d'antisepsie des injections hypodermiques.

La prophylaxie des maladies d'origine hydrique (fièvre typhoïde, dysenterie, choléra) comporte en outre l'usage de l'eau filtrée ou bouillie et la lutte contre les mouches qui transportent sur leur trompe et leurs pattes les germes infectieux contenus dans les déjections des malades.

V. — Peste.

Maladie épidémique très contagieuse, causée par le *bacille de Yersin* (2) qui existe dans tous les organes du pestiféré mais principalement dans les ganglions lymphatiques.

Elle est transmise à l'homme par les rats par l'intermédiaire des puces.

Prophylaxie (3). — La prophylaxie de la peste consiste à :

1°) Isoler les pestiférés dans une chambre à part, dans un lazaret ou dans un pavillon d'isolement.

---

(1) Pour le badigeonnage des murs, des cloisons et des plafonds, on emploie un lait de chaux à 20 pour 100.

(2) Le bacille de la peste est découvert en 1894, par Mʳ le Docteur Yersin, Directeur fondateur de l'Institut Pasteur de Nhatrang et Directeur général des Etablissements de l'Institut Pasteur en Indo-chine.

(3) La *prophylaxie* est un partie de la médecine qui a pour objet de prévenir le développement des maladies ; autrement dit, c'est l'ensemble des précautions propres à garantir contre les maladies.

2°) Désinfecter le local occupé par le malade soit à l'aide du formol de commerce à 40 pour 1.000 que l'on mélange à 3 parties d'eau pour 10 parties de la solution, que l'on pulvérise au moyen d'un pulvérisateur ou que l'on porte à l'ébullition pour faire dégager les vapeurs de formol au moyen d'appareils formogènes, — soit à l'aide de *l'anhydride sulfureux* obtenu en brûlant du soufre (fleurs de soufre ou soufre en canon broyé), après avoir bouché aussi exactement que possible toutes les ouvertures, toutes les fentes et tous les trous de serrures. La quantité de soufre à brûler est de 70 grammes par mètre cube.

3°) Désinfecter les linges en les faisant bouillir pendant une heure au moins dans une lessive chaude au carbonate de soude ou en les trempant pendant 6 heures dans une solution de crésyl à 50 pour 1.000 ou en les faisant mettre en contact avec l'anhydride sulfureux qui n'est pas seulement germicide mais qui est aussi insecticide.

4° Recueillir ses selles, ses urines et ses crachats que l'on désinfectera avec les antiseptiques que nous avons vus plus haut.

5° *Détruire les rats*, (la destruction des rats et des puces se fait à l'aide de l'anhydride sulfureux soit en brûlant du soufre comme nous avons vu plus haut soit en se servant de *l'appareil Clayton* construit de façon telle que l'anhydride sulfureux est projeté dans le local à désinfecter au fur et à mesure de sa production et en quantité considérable.

6° *Pratiquer la vaccination antipesteuse* qui consiste à injecter aux personnes saines et au personnel chargé de soigner le malade, 10 cme de sérum antipesteux et 1 centimètre cube de vaccin antipesteux (*vaccin ou lymphe de Haffkine*) sous la peau du flanc en prenant toutes les précautions d'asepsie et d'antisepsie des injections hypodermiques.

VI. — Variole.

Maladie éruptive, infectieuse, épidémique et contagieuse, causée par un micro-organisme encore indéterminé.

Prophylaxie. — La prophylaxie de la variole consiste en *vaccination antivariolique et en revaccinations* qui rendent les populations réfractaires à la variole.

La variole déclarée, il faut :

1° Isoler le malade.

2° Désinfecter les locaux, le linge et les objets ayant été en contact avec le varioleux par les procédés ordinaires (1) que nous avons vus plus haut, en se rappelant que les croûtes, les produits de desquamations et les boutons varioliques sont des agents puissants de contagion.

Vaccination antivariolique (2) Consiste à introduire dans une plaie faite à la peau un virus appelé *vaccin* qui préserve de la variole.

Le vaccin peut être recueilli sur l'homme ou sur les animaux : d'où vaccine humaine et vaccine animale.

La vaccine humaine a des inconvénients : elle peut transmettre certaines maladies (syphilis, tuberculose) du vaccinifère au vacciné ; de plus, elle est incapable de fournir les quantités de vaccin nécessaires en temps d'épidémies Aussi n'emploie-t-on aujourd'hui que la *vaccine animale*.

On rase la partie inférieure de la région thoraco-abdominale d'une génisse ou d'un bufflon bien portant ; on y pratique des scarifications superficielles dans lesquelles on insère la lymphe vaccinale.

Vers le 5° ou le 6° jour, on racle le contenu des pustules, on le mélange avec de la glycérine chimiquement pure et on l'enferme dans de petits tubes de verre.

Pour que le vaccin ainsi conservé garde son activité, il faut le mettre dans la glacière à cause de la température ambiante élevée aux colonies.

Technique. — De la main gauche, tendre la peau de la face externe du bras ou de la cuisse : de la main droite, tenir un vaccinostyle chargé de vaccin, faire 3 légères scarifi-

___

(1) Dans les hôpitaux où il y a une étuve à désinfection, les linges, les objets de literie seront désinfectés à l'étuve.

L'étuve à désinfection sous pression Geneste-Herscher est le type le plus répandu et le plus employé. C'est un excellent appareil donnant une stérilisation complète et des garanties certaines d'efficacité, car la chaleur dégagée par le générateur de l'étuve pénètre jusqu'au centre des matelas et des paquets d'effets et tue tous les germes pathogènes. Malheureusement, elle a un grave défaut, celui d'être très coûteux, et ce défaut nuit considérablement à la vulgarisation de la désinfection.

(2) *La vaccination antivariolique* tire son origine du fait d'observation de Jenner (médecin anglais) qui, en 1796, remarqua que les sujets atteints de *cow-pox* ou *vaccine* (maladie pustuleuse des trayeuses de la vache) ne contractaient jamais la variole ; il préleva alors le contenu des pustules siégeant à la main d'une vachère et l'inocula au bras d'un enfant qui contracta la maladie : deux mois après, une tentative de variolisation sur cet enfant resta négative.

cations sans dépasser le derme pour ne pas les faire saigner (le sang entraîne le vaccin) à 3 ou 4 centimètres de distance l'une de l'autre, les couvrir ensuite de vaccin.

Le sujet attend quelques minutes avant de se revêtir pour éviter que le vaccin soit essuyé par les vêtements.

On vérifie le résultat une semaine après l'opération. En cas de réussite, le bouton vaccinal est développé vers le 7e jour sous forme d'une vésico-pustule ombiliquée entourée d'une zône rougeâtre.

La vaccination confère contre la variole une immunité de durée de 6 à 10 ans. Aussi est-il indispensable dans l'intérêt de chacun et de la collectivité de pratiquer les vaccinations vers l'âge de 10 ans, puis à 20 ans.

La vaccination antivariolique est obligatoire en Indochine (Arrêté du Gouverneur général en date du 27 Mars 1912).

VII. — Diphtérie.

Maladie contagieuse causée par le *bacille de Loëffler.* Ce bacille se trouve surtout au niveau des fausses membranes, mais aussi dans la gorge, dans la salive, dans l'exsudat du naso-pharynx et les fosses nasales.

La contagion est directe d'enfant à enfant ou indirecte par les poussières, les vêtements, les jouets, les livres.

Prophylaxie.— 1°) Isoler les malades. Eloigner les autres enfants Ne cesser l'isolement qu'après confirmation de la guérison par l'examen bactériologique de la gorge et du nez.

2° Désinfecter tout ce que le malade a pu contaminer : instruments de table, vêtements, jouets, livres. Les fausses membranes ne doivent pas être projetées sur le sol ou crachées dans un mouchoir, mais recueillies dans des crachoirs contenant des antiseptiques.

3° Obliger l'entourage à se gargariser fréquemment avec une solution antiseptique (eau iodée par exemple).

4° Vaccination préventive qui consiste à injecter 5 à 10cmc de sérum antidiphtérique (1).

VIII. — Méningite cérébro-spinale épidémique.

Maladie saisonnière et contagieuse, causée par le *méningocoque.* Le méningocoque existe dans le rhino-pharynx des

(1) *Le sérum antidiphtérique* est du sérum de cheval immunisé contre la diphtérie, c'est-à-dire accoutumé à la toxine diphtérique. Le sérum de l'animal immunisé rend inoffensive la toxine diphtérique.

malades atteints de méningite cérébro-spinale et des personnes de l'entourage des malades (*porteurs de germes*).

La contagion se fait par la projection des mucositées nasopharyngiennes, dans l'acte de parler, de tousser, d'éternuer.

Prophylaxie. — 1° Rechercher et isoler les porteurs. de germes.

2° Désinfecter le rhino-pharynx des personnes qui ont pu avoir des contacts avec eux par des gargarismes antiseptiques (eau iodée, eau oxygénée) ou par des badigeonnages de la gorge avec de la glycérine iodée.

IX. — Rougeole.

Fièvre éruptive, très contagieuse avant l'éruption, à la période du coryza. Le virus de la rougeole est encore inconnu.

L'agent de contage siège dans les secrétions oculaires, nasales, pharyngées et dans les crachats.

La contagion se fait par contact direct avec les rougeoleux (germe très diffusible) ou par contact indirect, par les objets souillés par les malades : jouets, vêtements, etc.

Prophylaxie. — 1° Isoler les rougeoleux et éviter le refroidissement pour n'avoir pas de bronchopneumonie.

2° Désinfecter tout ce que les malades ont pu contaminer : livres jouets, vêtements.

La désinfection qui est obligatoire, a été à maintes reprises signalée comme inutile, car le germe de la rougeole est très fragile et, par suite, la contagion indirecte est impossible après quelques heures.

X. — Grippe.

Maladie infectieuse contagieuse causée par le *bacille de Pfeiffer*. Ce germe se trouve en grande quantité dans les secrétions de la bouche et du nez des malades, et pénètre dans l'économie par les voies respiratoires.

---

(1) Les *antiseptiques* sont des substances liquides, solides ou gazeuses, qui détruisent les microbes et leur toxine, ou qui entravent le développement des germes.

Les principaux antiseptiques sont : l'acide phénique ou phénol, le formol, le sublimé corrosif ou bichlorure de mercure, le cyanure de mercure, la teinture d'iode, le chlorure de chaux, la crésyl, l'anhydride sulfureux etc....

Prophylaxie. — 1° Isoler les grippés.

2° Faire l'antisepsie naso-buccopharyngée des sujets entourant les grippés par des lavages de la bouche et gargarismes chauds avec de l'eau salée, eau oxygénée ou permanganate de potasse à 1/4.000, par des instillations d'huile goménolée au 1/10.

3° Recueillir les crachats dans des crachoirs contenant des antiseptiques (1).

4° Défendre sévèrement le balayage à sec et tout ce qui peut produire des poussières . — Faire balayer humide.

XI. — Lèpre.

Maladie infectieuse chronique, contagieuse, due au *bacille de Hansen*, très voisin de celui de la tuberculose mais non cultivable. Le bacille de la lèpre existe dans les secrétions nasales, la salive, les crachats, dans le pus des tubercules ulcérés.

La contamination se fait directement d'homme à homme ou indirectement par l'intermédiaire d'un insecte suceur (punaise, poux, moustique).

Prophylaxie. — 1° Obliger les lépreux à s'isoler dans leur demeure. S'ils refusent ou s'ils sont dans l'impossibilité de le faire, les interner à la léproserie.

2° Isoler les enfants issus de parents lépreux, sinon ceux-ci les contamineront fatalement comme dans la tuberculose.

Les enfants des lépreux sont admis dans les écoles mais ils sont l'objet d'une surveillance spéciale.

XII. — Infection puerpérale.

Maladie infectieuse et contagieuse survenant chez la femme accouchée à la suite de la pénétration des germes pathogènes au niveau des plaies du canal génital. Le *streptocoque* est l'agent par excellence de l'infection puerpérale. Il est souvent associé à d'autres micro-organismes : le staphylocoque, le coli-bacille, le gonocoque.

Les germes tirent leur origine soit d'une autre femme infectée, soit d'un érysipèle, d'un furoncle, d'un foyer de suppuration quelconque.

Prophylaxie. — 1° Avant l'accouchement, antisepsie soigneuse des organes génitaux : lavages à l'oxycyanure de

mercure ou au permanganate de potasse au début du trà-
vail et savonnage des voies génitales.

2° Le médecin ou la sage-femme ne toucheront la femme
que le plus rarement possible et en observant la plus rigoureuse asepsie.

Si la femme est infectée :

1° Isoler la malade dans une chambre spéciale, ou dans
la salle des infectées.

2° Désinfecter (1) la literie et la chambre occupée par la
femme puerpérale.

3° Stériliser (2) soigneusement les instruments après le
lavage intra-utérin.

4° Les objets de pansement seront détruits par le feu.

Dans la prophylaxie des maladies épidémiques comme le
choléra, la peste, la variole, la fièvre typhoïde, la diphtérie,
la méningite cérébro-spinale, il faut comprendre aussi comme mesure de prophylaxie : *la déclaration obligatoire à
l'autorité compétente* (Loi du 15 Février 1902).

Soins à prendre par les infirmiers en cas de maladie contagieuse.

En cas de maladie contagieuse, les infirmiers, chaque fois
qu'ils auront été en contact avec le malade et surtout chaque fois qu'ils sortiront de sa chambre ne devront négliger,
sous aucun prétexte, de se désinfecter les mains. Pour cela,
ils doivent installer, dès le début de la maladie, sur une table
tous les objets nécessaires pour réaliser commodément cette
toilette des mains. Ils feront un savonnage minutieux des
mains avec brossage des ongles coupés courts, puis immer-

---

(1) La *désinfection* est la destruction partout où l'on peut les atteindre, des germes contagieux émanés d'un malade.

Elle est l'arme la plus puissante que possède l'hygiène contre les maladies transmissibles et le complément nécessaire de l'isolement qui, sans elle, resterait illusoire.

(2) La *stérilisation* est la destruction d'une manière absolue de tous les germes quels qu'ils soient, pathogènes ou non, connus et inconnus. Elle est exigée pour les instruments de chirurgie, les objets de pansement et aussi pour les milieux de culture

Par la désinfection, on fait surtout de *l'antisepsie*; par la stérilisation, on fait de *l'asepsie*.

sion dans une solution de sublimé 1 pour 1.000 ou dans de l'alcool, surtout de l'alcool iodé.

Pour éviter de souiller leurs vêtements en touchant le malade, ils devront se revêtir d'une blouse qui peut être *facilement désinfectée*. L'usage du tablier est recommandé pour protéger les parties les plus exposées de la blouse. Blouse et tablier devront rester dans le local destiné à isoler les infectés.

Ils ne mangeront jamais dans la chambre du malade.

Désinfection après guérison ou décès.

Brûler ce qui ne mérite pas d'être conservé ou qui est trop contaminé.

Tremper les vêtements et le linge usagés dans une solution antiseptique et les passer à l'étuve après lessivage.

Laver les parquets avec une lessive de carbonate de soude ou de potasse savon noir et brosse, solution de chlorure de chaux à 10 grammes pour un litre d'eau ou eau de Javel 20 grammes pour un litre d'eau.

Désinfecter la chambre, les meubles, literies, etc., par un dégagement de vapeurs de formol ou d'acide sulfureux ou par des pulvérisations de solution de sublimé.

Badigeonner les murs, cloisons, plafonds avec un lait de chaux à 20 pour 1.000.

Désinfecter les services de table (tasses, assiettes, baguettes) en les plongeant dans une solution antiseptique ou en les faisant bouillir.

XIII. — Maladies parasitaires.

A côté des maladies contagieuses proprement dites qui sont des maladies microbiennes, il faut aussi signaler les *maladies parasitaires*, dues au développement dans le corps humain ou à la surface du corps d'animaux invertébrés.

1°) *Arachnides parasites.* — Parmi les arachnides parasites susceptibles de vivre en parasites sur l'homme, il faut citer le *sarcopte de la gale ou acare*, à peine visible à l'œil nu, qui occasionne la maladie connue de tous sous le nom de *gale*.

Cet acare pénètre sous la peau, y creuse des sillons, s'y développe et détermine des éruptions et des suppurations cutanées accompagnées de démangeaisons violentes, surtout nocturnes.

La gale est très contagieuse. La transmission se fait par contact direct ou par l'intermédiaire des vêtements et des objets de literie.

Les médecins et les infirmiers qui ont à soigner des galeux sont souvent exposés à la contamination. Ils doivent éviter de les toucher inutilement et se laver soigneusement les mains.

Le traitement de la gale comprend : la méthode classique ou frotte et le traitement de Milian.

a) *Méthode classique ou frotte.*— Elle consiste à :

1° Bien savonner le corps avec du savon noir ou un savon quelconque et de l'eau tiède pendant un quart d'heure, frictionner fortement avec une flanelle ou une petite brosse les parties où les démangeaisons sont les plus vives pour ouvrir tous les sillons creusés par les acares. (Il est important de ne pas négliger cette précaution ainsi que cela se produit fréquemment).

2° Après le bain, enduire tout le corps de pommade d'*Helmérich* et laisser ainsi la pommade pendant vingt-quatre heures (ne pas l'essuyer avant de s'habiller).

3° Au bout de ce temps, prendre un bain savonneux de propreté et porter d'autres vêtements propres.

Recommencer au besoin le même traitement deux jours plus tard.

Les vêtements et les draps de lit doivent être passés à l'étuve et lessivés.

b) *Traitement de Milian.* — Ce traitement consiste à faire une friction générale avec la *pommade de Milian* (à base de polysulfure de potassium) pendant deux jours, et à 24 heures d'intervalle, entre les deux frictions, conserver le même linge ; puis 12 heures après la seconde friction, l'infirmier donnera au malade un grand bain, lui changera de linge et procédera à la désinfection générale de tous ses vêtements.

La désinfection complète des vêtements et du linge du malade est un point important du traitement ; et, lorsqu'il y a récidive malgré un traitement médicamenteux rigoureusement suivi, on peut affirmer presque à coup sûr qu'elle est due à une réinfection par des vêtements mal désinfectés.

2°) *Insectes parasites.* — Les insectes parasites de l'homme appartiennent à plusieurs espèces. Les plus communs sont : les punaises, les puces et les poux.

Comme aucune personne n'est à l'abri de ces insectes, les soins d'hygiène et de propreté (propreté corporelle et celle de l'habitation) suffisent pour se préserver ou s'en débarrasser.

Ces insectes sont susceptibles de transmettre, en cas d'épidémies, certaines maladies infectieuses graves comme la peste, la fièvre récurrente par leurs piqûres ou par leurs excréments déposés au niveau d'une excoriation de la peau.

Aussi doit-on détruire, en temps d'épidémies, ces insectes dans les locaux, dans les vêtements et les objets de literie soit par la sulfuration, soit par l'ébullition des linges, soit par leur immersion dans une solution antiseptique.

3° *Vers parasites.* — Les vers que peut héberger l'homme sont très nombreux. Les plus communément observés sont :

a) les *ascaris* ou *lombrics*, de taille et d'apparence de ver de terre.

b) les *oxyures*, petits vers blancs de la grosseur d'une petite épingle, occupant généralement la portion inférieure du tube digestif et le voisinage de l'anus.

c) les *ankylostomes*, petits vers cylindriques de 8 à 12 millimètres de long, vivant, à l'état adulte, exclusivement dans l'intestin grêle (duodénum).

d) les *tœnias*, vers plats rubanés, pouvant mesurer 10 mètres et plus, constitués par des anneaux blanchâtres. Ces anneaux peuvent se détacher d'eux-mêmes pour être rejetés dans les selles sous le nom de *cucurbitains*. Les tœnias vivent dans l'intestin grêle.

Les *ascaris*, les *oxyures* et les *ankylostomes* se reproduisent par des œufs. Ces œufs, répandus à la surface du sol, avec des matières fécales, viennent en contact avec l'eau de boisson, avec certains *aliments consommés crus* (fruits, salades) pénètrent dans le tube digestif de l'homme et s'y développent.

Les *tœnias* se reproduisent aussi par les œufs. Ceux-ci passent d'abord par l'organisme du porc ou du bœuf où ils se transforment en *cysticerques* qui se logent dans les muscles. Si la viande de ces animaux est absorbée par l'homme *sans avoir été suffisamment cuite*, le cysticerque, arrivé vivant dans l'intestin humain, devient tœnia.

Ces notions générales nous montrent que nous devons nous méfier de l'eau non bouillie ou non filtrée, des aliments crus quand ils ont pu être souillés par des matières fécales (engrais humain) et par des mains malpropres et que nous ne devons consommer que la viande de bœuf et de porc convenablement cuite.

4°) *Protozoaires parasites des globules sanguins.* — Parmi les protozoaires parasites vivant dans le sang de l'homme, il y en a un qui nous intéresse spécialement, c'est *l'hématozoaire du paludisme,* découvert par un savant français, Laveran, en 1880.

Le *paludisme ou malaria* est une maladie endémique, déterminée par la présence dans le sang d'un hématozoaire spécifique appelé *hématozoaire de Laveran,* et inoculée à l'homme par une variété de moustique appelée *anophèle.*

L'anophèle diffère du *culex* ou *cousin vulgaire* en ce qu'il a le corps mince et qu'il se tient, pour piquer, perpendiculairement à la surface du tégument et non parallèlement à celle-ci. L'anophèle vole surtout la nuit et se cache pendant le jour dans les endroits obscurs. C'est la femelle seule qui pique l'homme.

Une femelle pond de 50 à 160 œufs à la surface des eaux, sur les bords des mares ou des cours d'eau et à défaut dans la boue humide. Ces œufs éclosent et donnent naissance à des larves qui se transforment en nymphes puis en insectes parfaits.

L'introduction du parasite dans le sang de l'homme se fait par la piqûre d'un anophèle, qui, lui-même, s'est infecté en piquant un sujet en puissance de malaria et dont le sang est peuplé d'hématozoaires.

En piquant le paludique, le moustique, absorbe avec le sang l'hématozoaire. Une fois arrivé dans l'estomac du moustique, l'élément mâle émet des flagelles qui vont féconder l'élément femelle. Fécondé, l'élément femelle s'enkyste et va se fixer entre les cellules de la paroi stomacale. Arrivé à maturité, ce kyste se rompt et laisse échapper de nombreux petits éléments fusiformes appelés *sporozoïtes* qui s'insinuent à travers les tissus jusqu'aux glandes salivaires, d'où ils seront versés dans le système circulaire de l'homme au moment où l'anophèle viendra piquer sa victime.

La *prophylaxie* du paludisme comprend les mesures de prophylaxie générale et les mesures de prophylaxie individuelle.

1° *Mesures de prophylaxie générale.* — Consistent à em*pêcher la multiplication des moustiques.* Comme les moustiques accomplissent leur phase larvaire dans l'eau, il est indiqué de combler les mares et les marais et de supprimer toutes les collections d'eau susceptibles de donner asile aux œufs et aux larves d'anophèles Dans le cas où cette mesure est irréalisable, on peut tenter de détruire les moustiques à l'état de larves. Dans la phase de leur existance aquatique, ces larves sont obligées, pour respirer, de venir à la surface de l'eau. On peut donc les asphyxier en répendant à la surface des eaux de l'huile de pétrole ou un mélange d'huile de pétrole et de goudron (15:me de pétrole ou 10cme de ce mélange par mètre carré de surface); il faut que la couche d'huile forme à la surface de l'eau un voile ininterrompu.

2° *Mesures de prophylaxie individuelle.* — Consiste en la « *protection mécanique* » des individus et des maisons contre les piqûres et l'invasion des moustiques par l'emploi des moustiquaires et des treillis métalliques à mailles serrées ; et en *l'emploi préservatif de la quinine*, à la dose de 0,25 ctgr par jour. Cette dose quotidienne peut, sans inconvénient, être tolérée pendant des années; et si la protection n'est pas complète, au moins la maladie, quand elle se déclarera, sera moins grave.

NOTIONS USUELLES DE PHARMACIE

Généralités.

L'étude de la Pharmacie exige un long apprentissage et une culture scientifique approfondie ; il est évident que l'infirmier n'a pas à en posséder toutes les lois. Il importe cependant qu'il possède quelques connaissances générales de pharmacie pour distinguer rapidement les principaux médicaments.

Les médicaments (1) ne doivent pas être placés au hasard ; ils doivent être rangés avec un ordre méticuleux dans une armoire spéciale ou sur des étagères où l'on les trouvera à l'heure voulue.

Les poisons ont une *étiquette rouge* et sont renfermés dans l'armoire aux poisons dont l'infirmier responsable garde toujours la clef. Les médicaments non dangereux porte une *étiquette blanche*.

Dans les manipulations des médicaments, l'infirmier doit *se conformer scrupuleusement aux indications médicales* relatives aux doses, aux heures prescrites et au mode d'emploi, comme aux indications pharmaceutiques résultant de la couleur des étiquettes et de leur usage. Il doit lire, *plutôt deux fois qu'une*, l'étiquette d'un flacon pour être sûr que c'est bien le médicament dont il veut se servir pour éviter toute erreur préjudiciable au malade.

En cas d'intolérance ou d'intoxication qui se traduit par des vomissements il faut suspendre l'emploi du médicament et avertir immédiatement le médecin. En attendant son arrivée, l'infirmier préparera de quoi laver l'estomac.

---

(1) On appelle *médicaments* les substances administrées dans le but de guérir.

Les médicaments sont tirés de trois règnes de la nature.

1°) Du *règne animal*, on tire le sérum sanguin (celui du cheval en particulier) qui sert à préparer les sérums thérapeutiques (sérum antitétanique, antidiphtérique, antipesteux, etc) les vaccins, les extraits des organes d'animaux (extraits hépatique, ovarien, splénique). etc....

2°) Au *règne végétal*, on demande des feuilles, des fleurs, des racines avec lesquelles on prépare des sirops, des teintures, des extraits médicamenteux, des vins, comme la belladonne, la digitale, etc....

3°) Enfin, le *règne minéral* fournit de nombreux médicaments chimiques, comme le mercure, le fer, l'arsenic, les bromures, les iodures, le bismuth, etc.

A l'hôpital, en général, les médicaments sont préparés pour vingt-quatre heures. Il faut s'assurer que le malade prend effectivement le médicament qui lui est prescrit : supposez qu'un malade n'absorbe pas son médicament pendant quelques jours ; le médecin, qui n'est pas prévenu, voyant que l'effet attendu n'est pas obtenu, augmente la dose. Si, sur ces entrefaites, le malade se décide et prend le médicament à une dose à laquelle il n'est pas préparé, il peut s'en suivre des accidents.

L'infirmier doit veiller aussi à ce que le malade ne fasse pas provision de médicaments en accumulant des hypnotiques, de l'arsenic, etc; il pourrait se procurer ainsi les moyens de s'empoisonner.

Principaux modes d'emploi des médicaments les plus usuels.

Acide borique. — Paillettes cristallines, blanches, d'un toucher gras antiseptique faible, se dissolvant bien dans l'eau chaude.

Solution (eau boriquée).
$\left\{\begin{array}{ll}\text{Acide borique} & \text{30 à 40 grammes.} \\ \text{Eau bouillie} & \text{1 litre.}\end{array}\right.$

très employée dans les lavages des yeux, les lavages vaginaux.

Acide lactique. — Liquide sirupeux, saveur acide, très employé contre la diarrhée verte des enfants en :

Potion.
$\left\{\begin{array}{ll}\text{Acide lactique} & \text{1 gr. ou 2 grammes.} \\ \text{Eau sucrée} & \text{100 grammes.}\end{array}\right.$

dans le choléra sous forme de potion ou de limonade :

Limonade.
$\left\{\begin{array}{ll}\text{Acide lactique} & \text{10 grammes.} \\ \text{Laudanum} & \text{XXV gouttes.} \\ \text{Rhum} & \text{30 grammes.} \\ \text{Sirop simple} & \text{100} \quad \text{»} \\ \text{Eau} & \text{900 grammes.}\end{array}\right.$

Acide phénique ou *phénol* (1). — Cristaux d'aiguilles incolores, d'odeur spéciale, *très irritante* et *très caustique*; utilisé surtout en pulvérisations sous forme de solution aqueuse à 20 pour 1.000.

---

(1) N'employez jamais les solutions phéniquées pour laver ou panser les plaies, parce qu'elles sont très irritantes et peuvent même déterminer des eschares.

Acide picrique. — Cristaux jaunes, brillants, colorant fortement en jaune les tissus ; employé dans le traitement des brûlures sous forme de solution aqueuse à 10 pour 1.000.

Aconit (teinture) — Employé comme calmant de la toux des bronchites, à la dose de XX à XL gouttes par jour.

Adrénaline (Solution au 1/1.000ᵉ). — Principe actif des glandes surrénales. La solution est souvent colorée en rose à l'air sans que ses propriétés soient altérées.

Usages : 1°) en potion à la dose de XX gouttes par jour.

2°) en injections hypodermiques à la dose de 1/2ᶜᵐᶜ par jour.

Alcool. — Liquide incolore, très volatil et très inflammable, à odeur pénétrante.

Usages : 1°) *à l'extérieur* — employé comme antiseptique pour désinfecter les mains du chirurgien, la peau du malade dans le pansement des plaies et comme excitant en frictions (lotions).

2°) *à l'intérieur*. — C'est un stimulant du système nerveux et en particulier du cœur et de la circulation; employé dans la bronchopneumonie et les collapsus sous forme de potion de Todd.

Potion de Todd.	Alcool à 60° ou Rhum	40 grammes.
	Sirop simple	30 »
	Teinture de cannelle	5 »
	Eau bouillie	75 grammes.

Acétate d'ammoniaque liquide. — Employé aussi comme stimulant comme l'alcool.

Potion.	Acétate d'ammoniaque	8 grammes.
	Teinture de cannelle	10 »
	Sirop simple	40 »
	Eau	80 grammes.

Antipyrine ou analgésine. — Poudre blanche cristalline, saveur amère, employée à l'intérieur comme antithermique dans toutes les fièvres, en cachets de 0 50 centigrammes, ou en potion à la dose de 0,50 centigr. à 1g50 par jour — et, à l'extérieur, en applications locales pour arrêter les hémorrhagies capillaires.

Aspirine. — Aiguilles blanches cristallines employées dans le rhumatisme, la grippe ; s'administre en cachets de 0,50 centigr., à la dose de 1g50 par jour.

Belladonne (teinture). — Employée à l'intérieur comme calmant à la dose de XX à XXX gouttes par jour.

Benzoate de soude. — Poudre blanche, saveur âcre et salée ; employé à l'intérieur, en potion, comme expectorant à la dose de 2 à 3 grammes par jour.

Bismuth (Sous-nitrate ou salicylate). — Poudre blanche, inodore, insipide ; employé à l'intérieur dans le traitement de la diarrhée et des fermentations stomacales à la dose de 6 à 12 grammes par jour. Il colore les selles en noir.

Bromure de potassium. — Cristaux cubiques, incolores inodores, à saveur âcre et salée ; employé contre l'insomnie, les spasmes d'ordre nerveux, à la dose de 2 à 4 grammes et même plus.

Cacodylate de soude. — Cristaux incolores, inodores, de saveur alliacée ; employée en solution stérilisée à 5 pour 100 pour injections hypodermiques.

Caféine. — Aiguilles blanches, soyeuses, de saveur amère, surtout soluble dans l'eau bouillante ; employée à l'intérieur comme tonique du cœur, en potion à la dose de 0,50 centigr. à 1 gr. et en injections hypodermiques à la dose de 1 à 3ème.

Calomel. — Poudre blanche onctueuse, employée à l'intérieur comme purgatif et cholagogue à la dose de 0,10 centigr à 0,50 ctg., et chez les enfants à la dose de 0,01 centigr à 0,10 centigr. Mettre au lait le malade le jour où l'on prescrit du calomel ; interdire les aliments salés et acides.

Chloral (Hydrate de). — Masse blanchâtre, cristalline, d'odeur faible et piquante, à saveur amère. un peu caustique. Employé à l'intérieur comme *hypnotique* pour combattre les insomnies d'origines diverses et comme *anticonvulsifs* dans le tétanos, le délire et l'agitation.

Chlorate de potasse. — Lames cristallines, employées en gargarisme à 4 pour 100 dans les stomatites.

Chloroforme. — Liquide incolore, volatil, d'une odeur suave très particulière, de saveur sucrée et brûlante. Surtout utilisé en chirurgie comme *anesthésique général.*

En dehors de l'anesthésie, il est assez fréquemment employé à l'intérieur à titre d'analgésique, sous forme *d'eau chloroformée* (solution aqueuse de chloroforme à 5 pour 1000.) pour combattre les douleurs gastralgiques, hépatiques et entéralgiques, à la dose de 30 à 100 grammes par jour.

Éther. — Liquide incolore, très volatil, d'odeur agréable, très inflammable, *(n'allumer rien à côté de l'éther sous peine de voir des explosions et des incendies.)* Employé à l'intérieur sous forme de sirop d'éther et en injections hypodermiques à la dose de 1 à 2^{cmc} dans le collapsus et les asphyxies.

Euquinine. — Poudre blanche terne, insipide, employée comme antithermique surtout chez les enfants à cause de son insipidité, à la dose de 0gr.20 à 0.50 centigrammes.

Protoxalate de fer. — Poudre jaune, employée à l'intérieur contre l'anémie à la dose de 0,10 centigr. à 0,30 centigr. associée avec la poudre de quinquina.

Glycérophosphate de chaux. Poudre blanche légère, employée à l'intérieur dans la rachitisme et les convalescences des maladies graves, à la dose de 1gr. à 2 grammes pour les adultes et de 0,05 centig. à 0,30 centigr. pour les enfants.

Iode métallique. — Lamelles cristallines, gris acier, brillantes, à odeur piquante, solubles dans l'alcool, employées sous forme de teinture d'iode.

Préparation de teinture d'iode (1/10) (n. c.) (1). Peser 10 grammes d'iode métallique, l'enfermer dans un morceau de gaze que l'on attache avec un long fil. Verser 100 grammes d'alcool à 90° dans un flacon bouché à l'émeri, suspendre le paquet d'iode à la surface de l'alcool et laisser ainsi fondre l'iode.

Iodure de potassium. — Cristaux incolores, cubiques, solables dans l'eau, saveur salée désagréable ; employé à l'intérieur à la dose de 0,50 centigr. à 4 grammes de préférence au milieu du repas.

Poudre d'ipéca. — Employée surtout comme vomitif à la dose de 1 gr. à 1 g.50 pour les adultes dans les empoisonnements et de 0,15 ctg à 0,30 centigr. pour les enfants dans les bronchites.

Laudanum — Employé à l'intérieur comme calmant et antidiarrhéique en potion à la dose de XX à XXX gouttes par jour ; à l'extérieur en lavement laudanisé et en cataplasme laudanisé.

Elixir parégorique. — Employé à l'intérieur comme calmant et antidiarrhéique à la dose de 1 à 20 grammes par jour.

Chlorhydrate de morphine. — Cristaux blancs, soyeux et feutrés, saveur amère destiné à faire des solutions de mor-

---

(1) La teinture d'iode (ancien codex) contient le 1/12e de son poids d'iode.

phine au titre de 1/100ᵉ (1) pour injections hypodermiques et du sirop de morphine que l'on emploie à la dose de 20 à 30 grammes par jour.

Pyramidon (Dérivé de l'antipyrine). — Poudre blanche, grenue, cristalline; mêmes usages que l'antipyrine avec avantage de n'avoir pas d'action nocive sur les reins; s'emploie à la dose de 0,50 centigr. à 1gr.50 par jour.

Quinine. — Cristaux aiguillés, très amers, extraits de l'écorce de quinquina; médicament spécifique du paludisme dont il détruit les hématozoaires.

On emploie couramment 2 sels de quinine: le chlorhydrate neutre de quinine et le sulfate neutre de quinine, en cachets de 0,50 centigr. à la dose de 1 gr. à 1g50 par jour et en solution pour injections intra-musculaires à la dose de 0gr75 à 1 gramme par jour (voir injections hypodermiques).

Extrait de quinquina. — Employé à l'intérieur surtout comme tonique, dans la période adynamique des affections fébriles, dans les cachexies, les convalescences, en potion à la dose de 1 à 4 grammes

Poudre de quinquina. — Employée à l'intérieur comme tonique à la dose de 2 grs. à 3 gr. par jour. A l'extérieur, elle sert à préparer des poudres dentrifices et des poudres astringentes destinées au pansement des plaies atones (Poudre de Lucas-Championnière).

Salicylate de soude. — Poudre cristalline à saveur sucrée puis amère, employée à l'intérieur à la dose de 3 à 4 grammes par jour.

Santonine. · Cristaux nacrés à saveur amère. Vermifuge excellent exerçant son action sur les ascaris. Employée à la dose de 0,01 centigr. par année d'âge en paquet ou dans le looch blanc. Après l'administration de la santonine, les urines sont colorées en jaune orangé.

Il faut toujours donner après le traitement par la santonine une purgation à l'huile de ricin pour faciliter l'expul-

---

(1) On appelle titre d'une solution la proportion entre la quantité de substance active et la quantité d'eau qui servent à composer cette solution: ainsi une solution qui contient 1 gramme de substance active pour 100 grammes d'eau comme le cas de la solution de morphine citée plus haut est une solution *au titre de 1/100ᵉ*. Cette solution renferme 1 ctgr. de morphine par gramme de liquide; en d'autres termes, pour faire une injection de 1 ctgr. de morphine, il faut prendre 1ᶜᵐ de la solution.

sion de vers. Tamiser les selles et compter le nombre d'ascaris expulsés.

Bicarbonate de soude (sel de Vichy). — Poudre blanche, cristalline, inodore, à saveur alcaline ; employé à l'intérieur à la dose de 1 gr. à 8 grammes par jour.

Sulfate de soude. — Cristaux incolores, inodores, à saveur amère, solubles dans l'eau ; employé à l'intérieur comme purgatif à prendre le matin à jeûn, à la dose de 15 à 30 grammes.

Solution de Dakin ou *solution chirurgicale d'hypochlorite.* — *Préparation.* — Pour préparer 10 litres de solution de Dakin, il faut peser exactement :

Chlorure à 25 pour 100 de chlore actif 181 grammes.
Carbonate de soude sec   92 grammes.
Bicarbonate de soude   76 grammes.

1°) Introduire dans un flacon de 12 litres environ le chlorure de chaux et 5 litres d'eau ordinaire, agiter vivement pendant quelques minutes et laisser en contact pendant 12 heures.

2°) En même temps, faire dissoudre à froid dans 5 autres litres d'eau le carbonate et le bicarbonate de soude.

3°) Verser en une seule fois la solution des sels de soude dans le flacon contenant la macération de chlorure de chaux.

4°) Agiter vivement quelques instants et laisser reposer pour permettre au carbonate de chaux formé de se déposer.

5°) Au bout d'une demi-heure, siphoner le liquide et le filtrer sur un double papier, on obtiendra un liquide parfaitement limpide (*liquide de Dakin*) qui sera conservé à l'abri de la lumière.

Sulfonal. — Cristaux incolores, inodores et sans saveur, hypnotique employé dans les insomnies à la dose de 0,50 centigr. à 1 gr. en cachet.

Théobromine. — Poudre blanche cristalline, employée à l'intérieur comme diurétique en cachets à la dose de 0,50 centigr. à 1g50 par jour.

Terpine. — Cristaux incolores, inodores peu solubles dans l'eau ; employée comme expectorant à la dose de 1 gr. à 2 grammes.

Thymol. — Gros cristaux incolores, à odeur de thym, à saveur brûlante. Vermifuge exerçant surtout son action sur le tœnia et les ankylostomes. Se donne à la dose de 2 à 3 grammes en cachets de 0,50 centigrs; à prendre 1 cachet toutes les 15 minutes et 20 minutes après le dernier cachet, donner une purgation au sulfate de soude de 30 grammes. Recueillir les selles dans un pot et les tamiser.

Urotropine. — Poudre blanche cristalline, soluble dans l'eau, employée comme antiseptique général et antiseptique urinaire à la dose de 1gr. à 1g50 par jour.

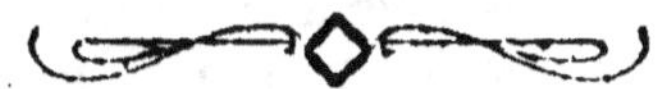

MÉDICATIONS D'URGENCE

§ I Empoisonnement.

Ensemble des effets produits par l'absorption volontaire ou accidentelle d'une matière toxique.

Symptômes généraux. — Nausées, vomissements pénibles ou sanguinolents, coliques, soif, sueurs froides, stupeur, coma.

D'habitude, l'entourage du malade donne des renseignements sur la nature de l'empoisonnement.

Traitement général : 1° Evacuer immédiatement la substance ingérée par un *vomitif* (donner 1g50 de poudre d'ipéca et faire prendre beaucoup d'eau tiède pour faciliter son évacuation.)

Ou mieux par un *lavage de l'estomac.*

2° Neutraliser le poison par un contre-poison, comme l'eau albumineuse :

{ Blancs d'œufs n° 4.
{ Eau   1 litre.

— la magnésie calcinée 10 grs dans 250 grammes d'eau sucrée.

— la solution de bicarbonate de soude à 30 pour 1.000.

3° Stimuler le malade par des injections d'éther, de caféine, d'huile camphrée.

a) Empoisonnement par l'opium.

Traitement. — 1°) Vomitif ou lavage de l'estomac.

2°) Injection de caféine 0,50 centigr à 1 gramme et d'huile camphrée 10^{cmc}.

3°) Frictions énergiques pour empêcher le malade de dormir.

4°) Ingestion d'une forte infusion de café noir ou de thé de Chine qui combat le narcotisme.

5°) Lavement purgatif si le poison est descendu dans l'instestin.

Préparer de quoi faire une injection intra-rachidienne de caféine au commandement du médecin, en cas d'extrême gravité.

b) Empoisonnement par les acides.

Traitement. – 1°) Lavage très doux de l'estomac avec eau bicarbonatée ou pas de lavage.

2°) Ingestion d'une solution de bicarbonate de soude à 30 pour 1.000 pour neutraliser les acides et d'eau albumineuse.

3°) Injection de morphine pour calmer les douleurs et les vomissements.

4°) Application de glace sur l'estomac pour calmer les douleurs.

c) Empoisonnement par les champignons.

Traitement. — 1° Vomitif ou lavage de l'estomac.

2° Injection d'huile camphrée, d'adrénaline et de sérum artificiel si la diarrhée est abondante.

3° Potion d'acétate d'ammoniaque à 8 grammes.

§ II Syncope (*Evanouissement*).

Perte subite et momentanée du sentiment et du mouvement, avec arrêt de la circulation et de la respiration.

Causes : Emotions vives (peur, colère) souffrances intenses, hémorrhagie abondante, chloroformisation.

Traitement. — Deux indications à remplir : réveiller l'action du cœur et favoriser l'arrivée du sang au cerveau. Pour cela, mettre le malade sur le dos, la tête plus basse que le corps, desserrer les vêtements, faire respirer de l'ammoniaque ou de l'éther, flageller le visage avec une serviette mouillée.

Si ces moyens ne réussissent pas, pratiquer la respiration artificielle et faire une injection d'éther ou de caféine.

§ III Asphyxie.

Mort apparente par manque d'air.

Causes : Peut résulter de causes multiples : pendaison, compression du thorax (éboulements), inhalation d'air vicié soit par insuffisance d'oxygène (air confiné des salles de réunions) soit par surcharge de gaz toxiques (fosses d'aisances), chloroformisation.

Traitement: 1°) Faire coucher le malade sur le dos, débarrasser tout ce qui pourrait gêner le cou et la poitrine.

2°) Rétablir la respiration en pratiquant *la respiration artificielle et les tractions rythmées de la langue.*

3°) Frictionner énergiquement la peau avec un linge chaud.

4°) Faire une injection d'éther, de caféine ou d'huile camphrée.

§ IV. — Asphyxie par submersion (noyade).

Traitement : 1°) Faire coucher le noyé sur le côté droit, la tête tournée de ce côté et soulevée légèrement.

2°) Débarrasser la bouche et le nez des mucosités ou de la vase qui souvent les enduisent.

3°) Rétablir la respiration en pratiquant *la respiration artificielle et les tractions rythmées de la langue.*

4°) Frictionner énergiquement la peau avec un linge chaud pour ramener la circulation et la chaleur.

5°) Faire des injections d'éther, de caféine ou d'huile camphrée.

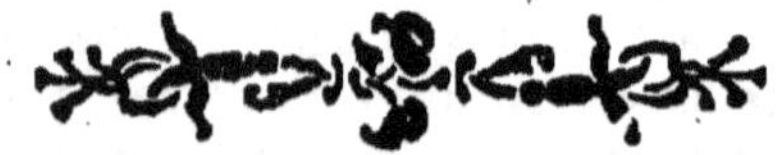

Analyses des liquides biologiques.

§ I. — Urine.

L'infirmier doit avoir présente à l'esprit l'importance de l'excrétion urinaire. C'est par l'étude des modifications quantitatives et qualitatives de l'urine que l'on peut se rendre compte du bon fonctionnement rénal.

Tout entrant doit avoir un bocal (1) propre pour recueillir ses urines que l'infirmier montrera au médecin à la visite et qu'il examine ensuite au point de vue de l'albumine et du sucre.

Recherche de l'albumine. — Prendre un tube à essai dans lequel on verse aux 2/3 de la hauteur. de l'urine fraîche-chement émise et filtrée. Faire chauffer au-dessus d'une lampe à alcool la partie supérieure du liquide jusqu'à ébullition. Ajouter quelques gouttes d'acide acétique et faire bouillir à nouveau. S'il se forme un trouble persistant, on peut conclure à la présence de *l'albumine.* S'il y a eu d'abord formation d'un précipité que l'addition d'acide éclaircit, on avait affaire non à l'albumine, mais *à des phosphates* en dissolution dans l'urine.

Dosage de l'albumine. — Verser dans un tube d'Esbach de l'urine fraîche et filtrée jusqu'à la lettre U, ajouter du

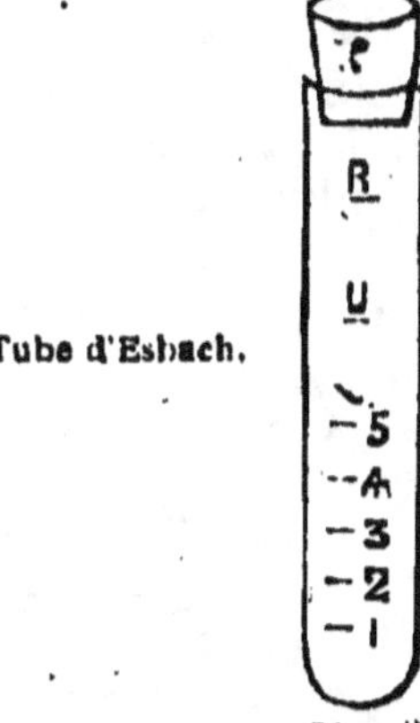

Tube d'Esbach.

---

(1) Quand on veut garder les urines de 24 heures en vue d'une analyse chimique, il faut toujours mettre dans le bocal 1cmc d'une solution alcoolique de thymol à 10 pour 100 ou 1cmc d'une solution aqueuse d'oxycyanure de mercure à 10 pour 100 pour en empêcher la fermentation. Tout autre procédé de conservation est inefficace et les analyses perdent toute signification.

réactif d'Esbach jusqu'à la lettre R, boucher, agiter et laisser reposer pendant 24 heures.

Il se forme un dépôt au fond du tube. Le chiffre de la graduation auquel répond le niveau supérieur de ce dépôt exprime en grammes ou en fractions de grammes la quantité d'albumine par litre de l'urine examinée.

Recherche du sucre. — Prendre un tube à essai dans lequel on verse une petite quantité de *Liqueur de Fehling.* (couleur bleue). Faire chauffer cette liqueur, elle doit rester bleue. Ajouter une petite quantité d'urine fraiche et filtrée.

Faire bouillir de nouveau le liquide.

Si l'urine contient du sucre, le mélange prend *une couleur jaune orangé caractéristique qui ressemble à de la brique pilée.*

§ II. — Prélèvement des produits pathologiques pour examen bactériologique.

Le médecin a souvent besoin de compléter l'observation clinique des malades par la recherche des microbes dans les humeurs et les excréta.

Les infirmiers sont ainsi appelés à l'aider dans le prélèvement des produits pathologiques.

Dans ce travail, ils doivent se conformer aux règles d'asepsie et d'antisepsie déjà indiquées dans ce manuel, pour ne pas contaminer les milieux de culture et les récip'ents stérilisés qui les contienne t, *l asepsie absolue étant la base de toute recherche bactériologique.*

1°) *Crachats.* — Dire au malade de se rincer la bouche plusieurs fois et de cracher dans un crachoir (1) propre ou dans une boite de Pétri stérilisée.

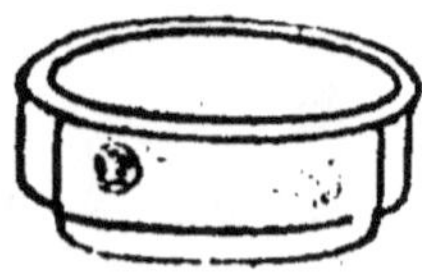

Boîte de Pétri.

(1) Pour rechercher le bacille de Koch et le spirochœta bronchialis, dans les crachats, on prend d'habitude *les crachats du matin.* L'infirmier doit toujours recommander aux malades de bien se laver la bouche le matin au réveil et de donner des expectorations bronchiques (et non leur salive ou les glaires de leur gorge) dans une *boite de Pétri stérilisée* qu'il portera ensuite au laboratoire.

Avec une ose flambée, on détache un fragment de crachat que l'on étale sur une lame propre.

2°, *Sang.* — a) *Sur lames.* — On prélève d'habitude le sang sur lames pour la recherche des hématozoaires, des spirilles, de la bactéridie charbonneuse, des éosinophiles, etc.

Technique: 1° Laver le lobule de l'oreille ou la pulpe d'un doigt avec de l'alcool-éther; laisser sécher.

2°) Comprimer la base du doigt en la serrant avec la main gauche.

3°) Avec une épingle ou un vaccinostyle flambés piquer la peau rapidement et profondément.

4°) Essuyer la première goutte de sang qui sort de la piqûre, recueillir la suivante délicatement par simple contact sur la face inférieure de la lame.

5°) Retourner la lame tenue de la main gauche, et de la main droite, saisir une lamelle que l'on met en contact avec la gouttelette de sang, puis l'étaler uniformément et en couche mince par glissement lent et continu (1).

Le sang étalé, on le dessèche rapidement par agitation à l'air; dans aucun cas, la dessication ne doit être activée par le chauffage.

Ce procédé exige une grande habileté.

Il est de toute nécessité que la lame soit, au préalable, soigneusement dégraissée; s'il s'agit de lames neuves, il suffit de les conserver dans l'alcool et de les essuyer avec un linge propre, non pelucheux.

Pour les lames usagées, on les fera tremper pendant plusieurs jours dans un cristallisoir contenant:

Bichromate de potasse.......... 100 grammes
Acide sulfurique............... 100 grammes
Eau........................... 100 grammes

On les lavera à grande eau et on les conservera dans l'alcool. Si les lames ont été souillées antérieurement d'huile de Cèdre ou de baume de Canada, on les fera bouillir d'abord dans du carbonate de soude à 5 pour 100 puis on les lavera à l'eau, avant de les dégraisser à l'acide sulfurique.

---

(1) Si l'on veut faire un examen à l'état frais, il suffit de recueillir directement une gouttelette de sang sur une lame et de laisser tomber sur cette gouttelette une lamelle propre et bien dégraissée; le sang doit s'étaler d'elle même en mince couche.

b) *Pour hémoculture et séro-diagnostic.*

Technique. — 1° Stériliser à l'autoclave une seringue de 20ᵉᵐᵉ munie d'une aiguille à biseau court et bien acérée.

2° L'avant-bras du malade étendu sur le bord du lit, serrer la partie moyenne du bras avec un lien élastique (tube de caoutchouc) comme dans une saignée.

3°) Aseptiser la peau du pli du coude par un nettoyage à alcool et un badigeonnage à la teinture d'iode.

4°) Le médecin choisit la veine la plus grosse et la pique.

5° La seringue remplie, cesser la compression; le médecin chasse le sang dans les ballons contenant des milieux de culture et dans un tube stérilisé que l'infirmer bouchera avec une pince flambée et après les avoir flambés au niveau du goulot ainsi que les bouchons de coton.

Tube stérilisé pour culture avec son bouchon d'ouate.

c) *Pour la recherche de la réaction de Wassermann.* — Même technique, et au lieu de recueillir le sang dans une seringue, le laisser couler dans un tube stérilisé.

Prélever le sang le matin, de bonne heure, le malade étant à jeun pour ne pas fausser la réaction.

3°) *Pus d'abcès.* — 1°) Raser, si besoin, la surface de l'abcès.

2°) Aseptiser la peau par un badigeonnage à la teinture d'iode.

3°) Pénétrer dans l'abcès avec une aiguille de gros calibre et aspirer le pus dans une seringue stérilisée — ou inciser la peau avec un bistouri flambé, engager dans l'incision une pipette Pasteur et aspirer le pus dans la pipette, — ou après l'incision, prélever le pus avec une öse flambée et étaler sur des lames propres.

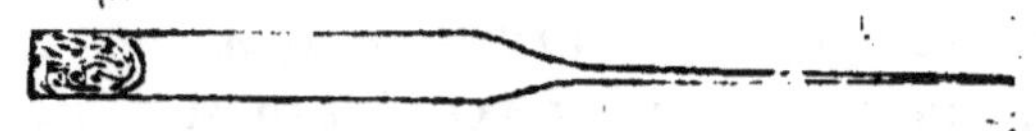

Pipette.

4° *Mucus nasal.* — Prendre un tampon stérilisé, introduire doucement et profondément dans les narines du malade et écouvillonner. Faire avec le mucus (1) retiré quelques frottis.

5° *Fausses membranes.* — Après avoir fait rincer la bouche du malade avec de l'eau bouillie, abaisser la langue et détacher la fausse membrane avec une pince à forcipressure stérilisée ou un tampon stérilisé avec lequel on la détache par friction.

6° *Mucus rhino-pharyngé.* — Faire ouvrir la bouche, abaisser la langue, écouvillonner le fond de la gorge avec un tampon stérilisé.

7° *Suc ganglionnaire.* — 1°) Préparer une seringue de 2^{cme} et une aiguille stérilisées.

2°) Badigeonner la peau qui recouvre le ganglion avec de la teinture d'iode.

3°) Piquer sur le ganglion le plus apparent, aspirer en retirant vers soi le piston de la seringue. Retirer brusquement l'aiguille et faire l'étalement.

Ce procédé est très employé dans la recherche du bacille de Yersin, en présence de cas d'adénite suspecte.

8° *Suc hépatique.* — Le prélèvement du suc hépatique pour la recherche du bacille de Yersin est généralement pratiqué sur des cadavres suspects de peste.

Faire avec un bistouri une petite incision sur la région hépatique entre 2 côtes, enfoncer la pipette dans l'incision jusqu'au foie et aspirer le suc hépatique par l'intermédiaire d'un tube de caoutchouc adapté à l'extrémité libre de la pipette. Faire avec le liquide aspiré 2 ou 3 frottis (2).

---

(1) Dans certaines maladies, comme l'encéphalite léthargique, pour rechercher le virus dans le mucus nasal, on met d'habitude un tampon stérilisé imbibé d'un mélange de glycérine et d'eau à parties égales dans l'une des narines du malade et qu'on y laisse ainsi pendant 24 heures.

(2) Au lieu de rechercher le bacille pesteux par la méthode préconisée indiquée ci-dessus, on peut aussi prélever un morceau de la glande hépatique elle-même avec laquelle on fait quelques frottis. (*frottis de la pulpe hépatique*).

9°) *Matières fécales.* — Les matières fécales seront recueillies dans un pot propre ou une boîte de Pétri. Recommander au malade de ne pas uriner dedans.

Pour pratiquer l'examen direct des matières fécales, il faut, s'il s'agit de matière solide, en diluer une parcelle dans un peu d'eau physiologique et l'étaler en mince couche ; s'il s'agit de matière liquide, il suffit de l'étaler avec une öse ; enfin, s'il s'agit de mucus de glaires sanguinolentes, comme dans la dysenterie, on prélèvera un petit flacon de mucus que l'on placera entre une lame et une lamelle sans l'écraser comme dans la recherche des œufs des vers intestinaux (ascaris, trichocéphales, ankylostomes, douves, etc.)

Pour la recherche des amibes dans les selles, il faut toujours les examiner *aussitôt* après leur émission.

10°) *Liquide d'ascite, exsudats de la plèvre et liquide céphalo-rachidien.*

Les ponctions destinées à retirer ces liquides seront faites par le médecin avec toutes les précautions d'asepsie et d'antisepsie.

L'infirmier chargé de l'aider, recueillera les liquides avec les mêmes précautions et bouchera immédiatement les tubes après avoir flambé leur bouchon de coton et leur ouverture.

Dans ces prélèvements comme dans tous les autres, le nom des malades, leur âge et le nom des salles seront immédiatement marqués sur les tubes pour éviter toute confusion. Une fiche d'analyses sera faite en même temps pour chaque prélèvement.

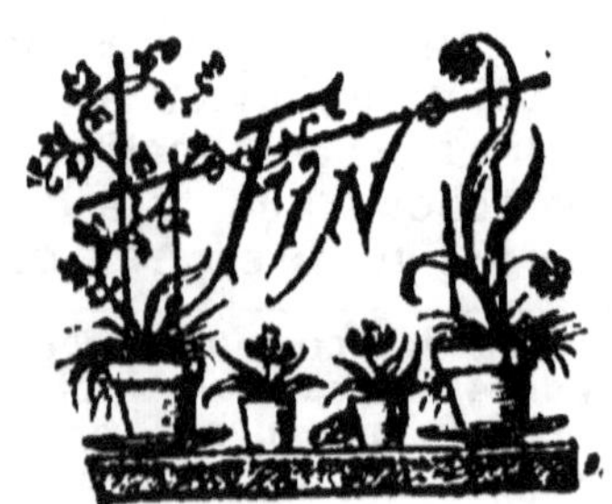

MANUEL DE L'INFIRMIER

ĐIỀU-HỘ CHỈ-NAM

TRADUCTION EN QUỐC-NGỮ

(Langue courante)

DU TEXTE FRANÇAIS

BÀI DỊCH CHỮ QUỐC-NGỮ

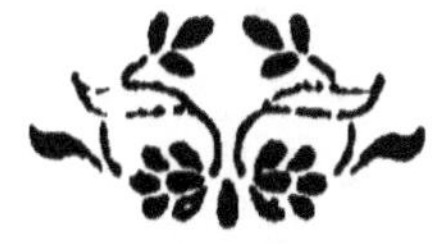

LỜI TỰA

Của Quan Lương-Y LALUNG-BONNAIRE,
Quản đốc Dưỡng-đường Nam-kỳ.

Ông cậy tôi truyền cho các điều-dưỡng học sanh biết sự hữu ích của cuốn sách nầy. Tôi nghĩ không cần chi; đọc sơ qua thì cũng đủ rõ là một cuốn sách rất báu cho chúng nó trong lúc trau dồi nghệ-nghiệp, mà cũng để dùng ngày sau luôn luôn rất tốt.

Sau đây, tôi tặng khen công trình ông làm nên bổn sách nầy, đó chỉ nghĩa rằng ông yêu quí cái nghệ-y tốt đẹp của chúng ta là dường nào !

Tôi xin tỏ tình thân ái với ông.

Cholon, le 15 Janvier 1923.

Quan Lương-y LALUNG-BONNAIRE.

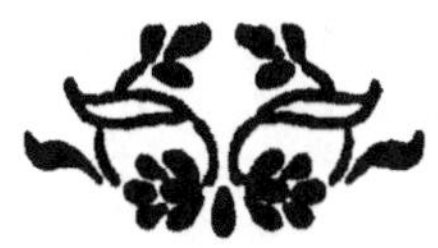

BÀI TỰA

Việc bổn phận và công việc làm của thầy diều-dưỡng.

Phận sự quan-thầy thì dễ cai trị, dạy bảo và cho thuốc men. Còn phận sự của thầy diều-dưỡng chỉ dễ tuân lời quan thầy dạy bảo và làm y theo, không được cải. Thầy diều-dưỡng cũng phải làm cho người bịnh vui lòng cho mau lành mạnh.

Cuốn sách nầy làm ra dễ dạy mấy thầy diều-dưỡng hiểu công việc làm của mình, giúp đỡ bịnh cho tử tế, và giúp quan thầy cho nhậm lẹ. Nên đây có dạy cách săng sóc bịnh, dạy việc mỗ xẻ, dạy vệ sanh và dạy làm thuốc, ấy là cho mấy thầy thông thuộc mà giúp đỡ tử-tế quan thầy, vì nếu mấy thầy không hiểu, làm thuốc sái và khuyên bảo người bịnh không nhằm lý, thì lấy làm hại cho bịnh biết bao nhiêu.

Mấy thầy học giỏi chẳng nên lấn qua phần việc của quan thầy, mà cho thuốc bịnh riêng, vì có luật tòa đã cấm, mà nếu mình làm như vậy, đã mất lòng chủ mình là quan thầy và nghịch ý nhà-nước cho mình bằng cấp, mà lại hại cho người bịnh vì lắm khi mình lầm mà chớ!

Mấy thầy phải biết trong việc săng sóc bịnh và mấy người bị thương tích, phải ở sạch sẽ luôn luôn, tay bỏ thuốc cho bịnh phải rửa kỷ. Mấy thầy phải tỷ như là người thay mặt của quan thầy lãnh tánh mạng của bịnh mà săng sóc, có cái gì gấp rúc thì cho thuốc, bằng không thì thôi, cử giữ bổn phận sai đâu làm đó, như có làm thuốc thì làm cho kỷ-cang, nhẹ tay và hẳn hòi ; mà hễ mình cho thuốc kỷ thì bịnh mau mạnh được, chớ quan thầy giỏi mà người giúp việc bất tài thì làm sao cho bịnh mạnh được.

Mấy thầy diều-dưỡng giỏi và tốt chúng thì ít có, vì nghề diều-dưỡng nầy buộc phải có bổn-tính cho thiệt tốt và lại thông thuộc việc làm cho nhiều.

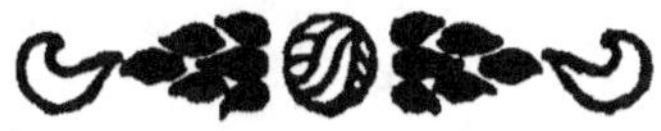

NÓI VỀ PHẬN SỰ CỦA THẦY ĐIỀU-DƯỠNG

Phép quản-nghiệp trong nhà thương.

Khoản thứ nhứt.
Công việc làm trong các nhà thương Nam-Kỳ.

Công việc làm trong các nhà thương Nam-Kỳ đều giống nhau. Cho nên tôi chỉ trong cuốn sách nầy, những công việc làm tại *nhà thương chánh Nam-kỳ tục kêu là nhà thương Chợ-Rẫy*, vì tại chỗ nầy, người ta dạy mấy thầy điều-dưỡng cho các sở nhà thương khác.

NHÀ THƯƠNG CHÁNH NAM-KỲ

Nói về sự tiết chế chung.

Trong nhà thương Chợ-Rẫy nầy, thì trên có quan chánh lương-y quản lý nhà thương, sau nữa thì các quan lương-y Lang-sa, các quan lương-y Annam, các quan thầy bào chế thuốc, một ông điều-dưỡng Langsa, các bà-đầm điều-dưỡng mấy thầy điều-dưỡng và mấy cô điều-dưỡng Annam, một quan ký-lục, mấy thầy thơ-ký, cu-ly (coolies) và những thợ làm trong nhà thương.

Tại nhà thương Chợ-Rẫy có lập một *cái trường dạy mấy thầy điều-dưỡng* cũng để giúp việc trong nhà thương và học luôn thể.

Những công việc làm trong nhà thương Chợ-Rẫy thì kể ra sau nầy:

Nhà giấy.

Những trại bịnh.

Những trại bịnh bị thương-tích.
Những trại để bịnh truyền-nhiễm.
Nhà mồ.
Nhà rọi kiếng.
Nhà thuốc.
Nhà thử căng bịnh (laboratoire).
Các việc ngoài những là : kho, nhà bếp, nhà tắm, nhà xát.

KHOẢN THỨ NHÌ.

Phận sự của các viên quan và mấy thầy trong nhà thương.

Quan chánh Lương-Y cai quản nhà thương.

Ở trong nhà thương, trên thì có một quan chánh lương-y cai quản, cầm quyền chung mỗi việc, hoặc coi săng sóc bịnh, hoặc coi về giấy tờ. Ai ai cũng phải tùng quyền ông, đặng lo làm phận sự của mình.

Các quan thầy Langsa.

Bịnh thì để các trại trong nhà thương ; mỗi trại thì mỗi có một ông quan thầy Langsa săng sóc.

Các quan thầy Annam.

Quan thầy Annam thì để phụ sự với quan thầy Langsa. Trại nào mà không có quan thầy Langsa thì quan thầy Annam thế. Quan thầy Annam phải luân phiên gát (garde) hằng ngày đêm trong nhà thương.

Quan thầy thuốc bào chế.

Ở nhà thuốc thì có một quan thầy thuốc bào chế thâm niên hơn cai quản. Nhứt nhứt việc gì, phải do nơi ông trước, đặng ông có thưa lại cho quan chánh lương-y rõ.

Quan điều-dưỡng Langsa (Infirmier chef).

Ông điều-dưỡng Langsa thì lo giúp sức, coi sự sạch sẽ, đặt để cho tử tế trong nhà thương. Ông lãnh phần cai quản việc tuần sai mấy thầy điều-dưỡng và học trò giúp việc nhà thương.

Quan ký-lục.

Quan ký lục thì coi việc giấy tờ và tiền bạc, sổ sách cho rành về việc thâu-xuất.

Phận sự của mấy thầy điều-dưỡng.

Mỗi trại thì có một *thầy điều-dưỡng chánh* làm đầu.

Thầy điều dưỡng ấy có quyền hành coi mấy thầy giúp việc trong trại. Thầy coi công việc làm mỗi bữa trong trại cho có thứ tự, sạch sẽ luôn luôn và coi cho thuốc bịnh hoạn theo lời dạy của quan thầy. Coi phát thuốc men và phát cơm cho bịnh; quần áo dơ thì phải dạy thay, vật chi hư thì phải thưa với quan ký lục nhà thương mà xin đồ, những vật chi mất thì phải thường. Trong ngoài đâu đó đều phải nghiêm nhặt y theo lề luật nhà thương. Mỗi bữa sớm mai thì phải thưa cho quan thầy rõ số bịnh ra vào và nhứt nhứt việc gì trong trại phải hiểu biết.

Phận sự của học trò năm thứ nhì
giúp việc nhà thương.

Học trò năm thứ nhì thì coi làm sổ sách trong trại, coi về sổ thuốc, sổ cơm, sổ bịnh ra vào, và cũng coi về lấy thủy và làm thuốc men cho bịnh hoạn, hoặc chích, hoặc giác, hoặc bó, vân vân.

. Phận sự của học trò năm thứ nhứt
giúp việc nhà thương.

Học trò năm thứ nhứt giúp việc trong nhà thương thì để coi giúp việc sạch sẽ và giữ việc vệ sanh cho kẻ bịnh. Chúng nó cũng lo giúp việc cho thuốc chùi đỉnh nữa.

Cu-li (coolie)

Cu-li thì lo giúp việc nặng nề và lo quét dọn các trại trong ngoài cho sạch sẽ. Chúng nó tùng quyền có một mình thầy điều-dưỡng chánh mà thôi.

KHOẢN THỨ BA.

Công việc làm trong trại mỗi bữa.

Trước khi coi bịnh.

Sớm mai trước khi coi bịnh, hễ mấy thầy vô làm việc thì phải lo mở cửa cho khoảng khoát, thông khí trời trong trại, rồi lo coi sắp đặt giường của bịnh cho tử-tế. Quần áo dơ thì biểu thay. Phải biết rằng quần áo dơ thì hay lây lắm, vì có con vi trùng ở trong nhiều. Cho nên hễ thay quần áo cho bịnh thì phải tuân theo lời của quan thầy dặn cho kỹ-cang. Nhà quần áo coi thay đổi đồ dơ.

Lúc người ta thay đổi quần áo thì coolie phải lo lau chùi nhà, chớ không nên quét, làm cho bay bụi, mà mấy thầy điều-dưỡng và kẻ bịnh phải bị hích hơi độc vào mà sanh bịnh truyền nhiễm.

Trước khi coi bịnh, thì thầy điều-dưỡng chánh phải lo sắp đặt cho sẵn sàng những vật cần dùng cho quan thầy dùng coi bịnh. Gần nơi người bịnh thì để tấm giấy thủy, cái ống nhổ, bình tiểu, cái đồ đè lưỡi đặng coi trong cổ; còn trên bàn thì có thau nước, xà-bông, bàn chải, thuốc khử độc, rượu và khăn lau tay, vân vân.

Lúc khán bịnh.

Thường thường quan thầy khán bịnh một ngày hai lần. Buổi sớm mai 7 giờ rưỡi một lần, buổi chiều trong lúc 3 giờ hoặc 4 giờ một lần.

Những món thuốc và đồ ăn của quan thầy cho thì biên vào một cuốn sổ. Cuốn sổ ấy thì phải biên cho kỹ, đặng khỏi lộn thuốc nầy cho người kia, thuốc kia cho người nọ. Vã chăng sổ ấy để ngày sau đặng rõ sự tốn hao thuốc men là bao nhiêu.

Thầy điều-dưỡng coi sổ ấy phải nghe cho rõ ràng những lời quan thầy dặn, mà biên vào sổ. Những món thuốc độc uống từ giọt, từ centigrammes và milligrammes, thì phải viết cho rõ ràng, đủ chữ, đủ nét, không được viết tắt. Như có hồ nghi lưỡng lự đều chi, thì phải xin quan thầy nói lại cái món thuốc ấy cho chắc chắn, đặng có biên cho kỹ lưỡng.

Lúc quan thầy đi khán bịnh, đừng cho ai làm rầy rà. Người lạ mặt không được ở trong trại lúc đi coi bịnh.

Lúc viếng bịnh rồi.

Học trò năm thứ nhứt thì lo đi coi coolie chùi rửa ống nhổ, bình tiểu (1) bình tiêu và góp ve đem lên nhà thuốc.

Lúc đó thầy nào coi sổ thuốc và sổ cơm thì lo làm sổ ấy đặng quan thầy ký tên, rồi đem lên nhà thuốc và nhà giấy. Còn mấy thầy khác thì lo làm thuốc men cho bịnh.

Phát thuốc.

Khi biên mấy món thuốc vào sổ rồi, thì phải đem lên nhà thuốc đặng quan thầy bào chế. Rồi thầy giữ sổ thuốc ấy, phải lên mà lấy thuốc đem về phát lại cho bịnh. Lúc phát thuốc phải coi nhằn cho kỹ cang, đừng phát lộn thuốc nầy cho người kia, thuốc người kia cho người nọ và phải cắt nghĩa cách uống cho mỗi người bịnh rõ.

Phát cơm.

Khi phát thuốc rồi, thì mấy thầy lo phát cơm, đừng phát lộn phần người nầy cho người kia, người kia cho người nọ.

Mấy người bịnh liệt thì dọn cơm tại giường, còn mấy người bịnh nhẹ thì dọn cơm chung một bàn trong trại.

Khán bịnh buổi chiều.

Công việc làm buổi chiều thì giống như buổi sớm mai. Bịnh cần dùng mấy thầy điều-dưỡng lúc nào, thì cũng phải sẵn lòng cho thuốc người ta lúc nấy.

Thuốc men và đồ ăn quan thầy cho buổi chiều thì phải biên vào một miếng giấy quan thầy ký tên và phải phát cho bịnh nội buổi ấy.

---

(1) Trước khi đổ bình tiểu, bình tiêu và ống nhổ trong cầu tiêu thì phải chế nước thuốc khử độc như là crésyl hay là chlorure de chaux rồi mới đổ.

Sự gát (garde) canh giữ trong nhà thương.

Sự canh giữ trong nhà thương thì là một đều trọng hệ nhứt, vì phải coi giữ mấy người bịnh nặng và phải lo cho thuốc mấy người mới vô.

Sự canh gát trong nhà thương thì có một quan thầy An-nam, mấy thầy điều-dưỡng, mấy người học trò điều-dưỡng.

Quan thầy gát (garde).

Quan thầy gát phải ở tại nhà gát luôn luôn cho đủ 24 giờ.

Như ông có đi đâu xuống dưới trại bịnh, thì ông phải chỉ chỗ cho người ta biết mà kiếm cho dễ.

Hễ ông coi bịnh mới vô rồi thì ông đề bịnh nào theo trại nấy. Trong nhà thương chỗ nào có cần dùng ông, thì ông phải đến mà cứu giúp. Bịnh có chết thì ông đi khán tử thi.

Như bịnh mới vô có thương tích nặng và có sự gì trọng hệ, thì ông cho người mời quan thầy ở sở tại nhà thương (médecin-résident) xét coi có đáng mời quan chánh Lương-y hay không ?

Mấy thầy điều dưỡng gát

Mỗi bữa mấy thầy điều-dưỡng và mấy người học trò phải luân phiên gát trong nhà thương, đặng coi chừng mấy người bịnh, thứ nhứt là mấy người bịnh nặng. Mỗi khi người bịnh muốn cần dùng quan thầy, thì phải mau mau đi mời quan thầy gát cho người, chẳng nên sợ sệt đều chi mà để trễ nải làm cho người bịnh phải mang hại.

Bịnh muốn xin vào nhà thương.

Như người bịnh nào muốn xin vào nhà thương, thì trước hết phải tới tại nhà giấy, thầy điều-dưỡng gát tại đó, đi mời quan thầy gát đến coi, đặng ông định chứng bịnh đó phải vào trại nào thì đem vào trại ấy. Thầy điều-dưỡng gát hỏi : Tên, họ, tuổi, chỗ ở của người bịnh vân vân, mà biên vào sổ tạm, rồi đưa cho mấy thầy nhà giấy chép vào sổ cái.

Khi người bịnh ấy dẫn xuống trại rồi thì thầy điều-dưỡng dưới trại dắt đi thay quần áo nhà thương.

Trừ ra khi nào bịnh bị thương tích và bịnh nặng, thì chở thẳng xuống nhà mổ, hay là đem thẳng xuống trại, rồi sẽ lấy tên họ sau.

Còn mấy bịnh lây thì thầy điều-dưỡng gắt nhà giấy đem thẳng xuống trại để bịnh truyền nhiễm, rồi giao cho thầy điều-dưỡng trại ấy.

Khi người bịnh xin ra nhà thương thì phải làm làm-sao ?

Khi bịnh mạnh xin ra nhà thương thì thầy điều-dưỡng phải lên nhà giấy nói lại cho thầy coi về việc giấy rõ rồi sai người dẫn thay quần áo của nó. Còn quần áo nhà thương, thì phải gởi khử độc, giường thì đem ra chùi rửa.

Khi người bịnh chết.

Khi người bịnh chết thì thầy điều-dưỡng phải mời quan thầy ở trại đó hay là ông thầy gắt đến khán tử thi. Những vật chi của người bịnh còn trong mình trong lúc chết, thì thầy điều-dưỡng phải làm sổ biên (1) đồ đạt, của cải ấy trước mặt quan thầy gắt hay là quan thầy điều-dưỡng Lang-sa và một người chứng khác. Làm chắc chắn như vậy, ngõ hầu ngày sau thân nhân người chết kêu nài không được. Còn tờ giấy người chết thì đưa cho quan thầy ở trại ấy ký tên chứng rằng chết ngày nào về chứng bịnh gì, rồi đem giấy chứng ấy lên nhà giấy liền với cái sổ biên đồ đạt của người chết. (Người bịnh chết để đúng hai giờ đồng hồ rồi cho khiên qua nhà xác.)

Quần áo chiếu mền thì đem đi khử độc, còn giường thì đem ra chùi rửa cho sạch sẽ.

Khi người bịnh trốn.

Khi người bịnh trốn, thì thầy điều-dưỡng phải đến nói cho nhà giấy biết rằng : Người đó có lấy đồ đạt chi của nhà thương hay không ?

Giường của nó thì cũng đem ra chùi rửa như mọi khi vậy.

---

(1) Làm sổ biên cho kỹ và đừng tỏ ý muốn mấy vật chi làm cho người ngoài nghi cho mình có bụng tham.

KHOẢN THỨ TƯ.

Phận sự mấy thầy điều-dưỡng đối đải với những kẻ bịnh.

Mấy thầy điều-dưỡng phải ăn ở tử-tế với người bịnh, dầu người bịnh có khi thị cho mấy, thì cũng phải dằn lòng. Như người nào ở quấy quá lẽ, thì phải thưa lại với quan thầy trong trại, hay là ông điều-dưỡng Langsa rõ.

Như người bịnh nào xin việc chi sái luật, trái phép, thì đừng cho. Lề luật nhà thương thì buộc người bịnh và mấy người đi thăm bịnh phải giữ y phép.

Mấy người bịnh vô nhà thương nằm thì bay là trả tiền thì cũng lo lẫn, săng sóc bằng nhau: thuốc men, hay là đồ ăn uống thì cũng vậy.

Luật phép trong trại bịnh.

Mỗi người bịnh vô nằm nhà thương thì phải tuân lời quan chánh lương-y. Việc thuốc men, thì phải vưng theo lời dạy của quan thầy trong trại.

Bịnh phải ở tử tế với mấy thầy điều-dưỡng. Như có phàn nàn đều chi thì phải thưa với ông thầy trong trại, bay là với ông chánh lương-y quản đốc nhà thương.

Cấm không cho bịnh đem vật thực chi hay là món thuốc chi vô nhà thương mà không có xin phép quan chánh Lương-y trước, hoặc làm dơ-dáy hay là rầy rà trong nhà thương, làm cho kẻ bịnh khác nghĩ ngơi không được. Cũng cấm đánh cờ bạc cùng buôn bán đổi chọn đồ ăn và quần áo.

Người bịnh nào cố ý làm hư đồ đạc, áo quần, của nhà thương thì phải bồi thường. Mấy thầy điều-dưỡng phải nói cho bịnh biết rõ mấy đều lệ cấm ấy, và phải thưa cho quan thầy trong trại, hay là quan chánh Lương-y rõ những kẻ bịnh nào không chịu tùng phục lề luật trên đó.

Sự kính nhường mấy bà đầm giúp
việc nhà thương.

Mấy thầy điều-dưỡng và bịnh trong nhà thương phải kính vì mấy bà đầm giúp việc nhà thương.

Bổn tính thể thức của thầy diều-dưỡng.

Những bổn tính thể-thức của thầy điều-dưỡng kể ra sau nầy : sự sạch sẽ, sự vâng lời chịu lụy, sự ở hết lòng. sự dè-dặt cẩn thận (kín-miệng) lòng mạnh mẽ, sự siêng công việc làm.

1º) *Sự sạch sẽ.* — Mấy thầy giúp việc nhà thương phải ở cho sạch sẽ. quần áo cũng cho sạch. Thay áo blouse và thay tablier ít nữa là một tuần lễ một lần. Trong trại nhứt nhứt việc gì cũng cho sạch, từ người bịnh cho tới chỗ nằm tấm trải phủ giường ở dưới đất, vách tường, nhà tiêu, hình tiêu, vân vân cũng phải cho tinh khiết.

Nhờ sự sạch sẽ và kỹ lưỡng. bịnh mạnh mới được, bằng không thì bịnh phải thêm nặng có khi phải chết, nhứt là bị thương tích.

2º) *Sự vâng lời chịu lụy.* — Thầy điều-dưỡng phải vưng lời quan thầy chủ mình và làm y theo lời dạy mà cho thuốc bịnh. Cũng phải tuân phép quản-nghiệp trong nhà thương, không được xen vào trong việc chánh trị.

Sự làm tôi thì phải vưng lời quan thầy cho trọn, biểu sao làm vậy, nếu mấy thầy có lầm lỗi đều chi chẳng nên giấu giếm mà phải thiệt hại cho bịnh.

3º) *Sự ở hết lòng.* — Sự hết lòng cũng là một bổn-tính chánh của thầy điều-dưỡng; thầy nào mà không có ở hết lòng, thì không đáng làm người săng-sóc bịnh.

Mấy thầy phải lý mấy người bịnh như bà con mình vậy; phải ân cần cho thuốc men tử-tế. Thầy nào ở hết lòng với bịnh, thì bịnh nó thương mến và tin cậy.

Phải biết rằng tại nhà thương phần nhiều là bịnh nhà nghèo. Mấy thầy phải ân cần săng-sóc tử-tế, thương xót và an ủi người ta, đừng khi bạc người lấy làm tội nghiệp.

4º) *Sự dè dặt cẩn thận (Kín miệng).* (1) — Thầy điều-dưỡng chẳng nên nói cho kẻ khác biết những sự tâm phúc của người bịnh nói cho mình rõ, cùng là lúc cho thuốc thấy người bịnh đau bịnh kín nhiệm mà nói ra.

---

(1) Luật tỏa phạt tù những kẻ nói bịnh kín của người.

Ở nhà thương như ai có hỏi thăm căng nguyên chứng bịnh của người bịnh, thì mấy thầy chẳng nên nói. phải trã lời rằng phải hỏi quan thầy.

Thầy điều-dưỡng tánh-khí tốt, không nên chê bai quan thầy, làm cho người bịnh mất sự tin, mà uống thuốc lâu lành.

5°) *Lòng mạnh mẽ.* — Mấy thầy điều-dưỡng phải buộc bịnh phải tuân phép luật nhà thương; người bịnh nào xin việc trái luật sái phép thì đừng cho Nếu thầy nào biết cách cho thuốc và ăn ở tử-tế, thì nói bịnh mới nghe.

6°) *Sự siêng công việc làm.* — Thầy điều dưỡng tốt, thì siêng năng trong công việc làm. Làm việc chẳng gớm và tỏ ý ra cho người bịnh biết nhọt nhạt cho người. Nhằm khi công việc nhiều, mấy thầy phải mệt, nhưng mà phải bền lòng vững chí mà làm cho trọn bổn phận mình cho đến cùng!

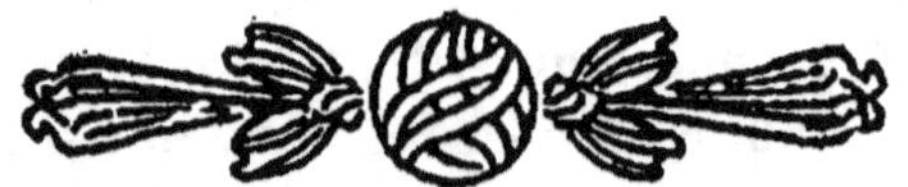

DẠY RIÊNG NGHỀ MẤY THẦY ĐIỀU-DƯỠNG

ĐOẠN THỨ NHỨT

KHOẢN THỨ NHỨT

Nói về petite chirurgie và cách săng sóc bịnh.

Trong opérations gọi là « Petite chirurgie » có cái thì để thầy điều-dưỡng làm, như là thoa, đánh dầu, đấp hột cải, dán thuốc gián, tấm, làm bôm, đặt ống giác, chích thuốc vân vân. Còn có cái thì quan thầy phải làm, thì mấy thầy điều-dưỡng phải biết sắp đặt vật cần dùng và bôm mấy cái máy: như là ống đốt, ống chích, ống bôm lấy nước, vân vân.

Mấy thầy điều-dưỡng phải ráng học cho thạo công việc làm, nhưng mà không phép chích hay là đặt thuốc gián không có lịnh quan thầy.

§ I. — Onctions (Thoa nhẹ).

Nghĩa là bết thuốc gián nhè nhẹ trên da với bàn tay.

Thoa rồi thì phải để thuốc gián vậy, rồi đấp một lớp bông gòn (cardé) lên trên kế ghịch băng (bande) lại.

§ II. — Frictions (Thoa mạnh)

Friction nghĩa là thoa mau và cho mạnh trên mình.

Thoa, chả khô: nghĩa là không dùng vật chi mà thoa.

Thoa, chả ướt: nghĩa là có dùng rượu chồi, dầu cau de Cologne, vân vân.

Thoa thì thoa bằng tay không, hay là dùng cái khăn vải bố, tấm vải nỉ, hay là dùng bàn tay nỉ, hay là dùng bàn tay lông gáy.

— 18 —

Chả nhẹ: thì làm cho máu chạy nơi da.

Chả mạnh : thì làm cho tỉnh giậy hoặc trong lúc mê mẫn hay là chết giả.

§ III.— Cataplasmes et sinapismes (đắp hột cải).

Cataplasme là một vật sết sết đễ đắp trên da.

a) *Cataplasme laudanisé.*—Làm bằng cám, nước nóng trộn lộn cho nó sết, gói trong một miếng vải mùng, rồi chế nước thuốc laudanum độ chừng 30 giọt lên trển.

b) *Cataplasme sinapisé.*— Làm bằng nước nóng khuấy với bột hột cải sết, rồi đễ trong một miếng vải may mùng; hoặc làm một cái cataplasme thường, rồi rắt bột hột cải lên trên cũng đợng.

Đắp hột cải thì đễ 10 hay là 15 phút. Hễ coi chừng nào khởi sự nóng đỏ da, mà người bịnh nói, thì phải gở ra. Khi gở ra rồi, thì lấy một miếng bông gòn nhúng nước ấm ấm mà chùi những hột cải còn dính lại đó. Người ta cũng dùng một thứ giấy có hột cải làm sẵn gọi là *sinapisme en feuille* làm bằng hột cải với sulfure de carbone và dầu hỏi. Muốn dùng sinapisme en feuille thì phải nhúng nước lạnh rồi dán trên da cột một cái khăn lên trên cho nó sát trên da.

IV. — Vésication (làm cho phồng da).

Vésication hồi trước dùng nhiều, bây giờ bỏ. Muốn có vésication thì dùng :

1o) *Marteau de Mayor.* — Ấy là một cái búa nhúng trong nước sôi được vài phúc, rồi đặt trên da, chỗ bao tử, trong lúc ngộp thở và mê mẫn. Búa ấy bây giờ ít dùng.

2o) *Ammoniaque.* — (Tục gọi là nước đái quỉ). — Nhúng một miếng vải nhỏ trong ammoniaque rồi đắp trên da. Một chút thì nó phồng da.

3o) *Vésicatoire ou sparadrap vésicant.* — Thuốc dán nẩy nó có gạch đường từ phân đặng cắt cho dễ. Trước khi dùng nó, thì phải chùi rượu cho sạch chỗ quan thầy chỉ, rồi hơ lửa cho nóng đắp lên trên da được chừng 4, 5 giờ thì gỡ ra. Trong lúc đó da nó phồng lên. Đốt kéo rồi cắt da mỏng nơi phía thấp cho nó chảy nước ra, rồi đề thuốc dán mát mà bó.

V. — Cautérisation (đốt).

a) *Đốt lửa.* — Đốt lửa thì dùng cái ống đốt gọi là *thermocautère de Paquelin*, chỗ nào không có ống đốt thì dùng cây sắt nướn đỏ cũng được.

Ống thermocautère. — Có ba phần : Một cây đốt bằng vàng gầm, một cái bình đựng essence, và một cái đồ bóp (souf-flerie). Ba vật ấy dựng trong hộp với một cây đèn rượu.

Cách dùng. — Phải ráp ba vật ấy, rồi đốt cây vàng gầm trên ngọn lửa cho đỏ, chừng đỏ thì bóp nhè nhẹ cái ống soufflerie. Hễ dầu essence vô tới cây vàng gầm, thì cây vàng gầm bắt đỏ cháy hoài. Cứ việc bóp nhẹ hay là mạnh theo lời quan thầy dạy.

Khi dùng ống thermocautère rồi, thì nướn trở lại cho thiệt đỏ đặng các thang bụi nó dính trên cây vàng gầm bao nhiêu nó đều cháy tiêu hết. Lấy một chút chloroforme chùi lưỡi vàng gầm rồi để cho khô mới cất vô hộp.

Galvanocautère. — Cái nầy là đồ đốt dùng bằng điễn khí. Thường thường quan thầy hay dùng mà đốt trong cổ, trong họng, trong lỗ mũi và con mắt.

b) *Đốt bằng thuốc.* — Người ta dùng :

1º) Cây *crayon de nitrate d'argent* để chấm thịt thừa. Thuốc nầy ăn da và quần áo đen.

2º) Cây *crayon sulfate de cuivre (thanh phèn)* để dùng trong việc con mắt.

3º) Thuốc *chlorure de zinc* dùng chấm trong xương mục và mấy mụt hạch lở.

VI. — Ống giác.

Ống giác là một cái bầu giống như cái chuông để đặt trên da đặng cho nó bầm.

Giác khô : Nghĩa là không cắt.

Giác cắt : nghĩa là có cắt da cho nó chảy máu.

Đặt ống giác khô — Đặt ống giác khô thì phải đốt bông gòn, hay là giấy mỏng, hoặc đốt rượu trong lòng các ống giác, đặng cho khí trời đi hết rồi jnh trên da phải đỏ, đừng sợ phỏng. Hễ đặt ống giác kỷ, thì nó không rớt. Muốn gở thì phải đè da, tự nhiên khí trời chung vô ống giác, thì nó nhả rà. Gở ra rồi thì nó bầm chỗ đó.

Đặt ống giác cắt. — Trước hết đặt ống giác khô như lời đã nói trên đó, thoa rượu chỗ mới đặt ống giác khô, lấy dao bistouri hay là cái lancette cắt chín mười đường trên da, rồi đặt ống giác trở lại. Máu hút lên đầy ống giác. Hễ đầy thì gở ra, đừng cho vấy máu trên áo quần bịnh.

Gở ống giác rồi thì tự nhiên máu bớt chảy, chùi bông gòn cho sạch, thoa teinture d'iode, bó khô, tự nhiên ít bữa nó lành.

VII. — Dắp nước đá.

Trong nhà thương thì hay dùng nước đá. Muốn đắp nước đá trước ngực trong khi khạc ra máu, hay là trên bụng như đau ban (f. typhoïde) hay là đau sinh bụng (péritonite) thì thầy điều-dưỡng chặt nước đá cho nhỏ, rồi bỏ vào túi nước đá, đệ miếng nỉ hay là một miếng bông gòn đặng nó lạnh vừa vừa và khỏi thuổi thịt.

Nếu như người bịnh có rên la chỗ đau đó, thì phải dỡ coi; như da nó trắng thì phải thưa cho quan thầy rõ, đặng quan thầy liệu coi có phải giảm nước đá cùng không?

Như dắp nước đá trên đầu, nếu đầu cạo rồi thì để tuổi nước đá lên, phải cột giấy đặng nó đừng rớt.

Còn để dành nước đá thì phải đựng trong thùng với mạt cưa, nước đá có tang thì chảy cho thông ra ngoài.

VIII. — Pulvérisation (cách xông hơi).

Cách xông hơi để đem hơi thuốc vô mặt ghẻ cho màu lành. Người ta dùng ống xông gọi là *Pulvérisateur Lucas Championnière.*

Ống xông nầy có : một cái nồi để trên cây đèn rượu, hai ống để cho hơi ra và một cái bình đựng nước thuốc xông, như thuốc solution phéniquée.

Cách dùng. — 1°. Mở con ốc trên nồi rót nước lạnh vô, vặn con ốc lại.

2°) Đổ nước thuốc xông vô bình.

3°) Lật 2 cái vòi ống xông lên trên.

4°) Coi cái đèn rượu có rượu hay. không đặng châm vô rồi đốt lên.

Chừng một ít lâu, nước trong nồi sôi, vặn mấy cái vòi xuống. Như máy đủ sức chạy thì hơi khói ra mạnh như máy vậy.

Hễ đủ hơi chạy rồi, thì để cái bình xông trên cái bàn gần giường người bịnh, độ chừng một thước hay là một thước rưỡi, tùy theo máy chạy mạnh hay nhẹ.

Máy xông chạy được 2 giờ không ngừng, nếu nước đổ đầy bình đèn đủ rượu.

Thầy điều-dưỡng coi cái máy xông, thì phải lo coi chừng đặng châm thêm thuốc xông. Như máy chạy hơi nhiều quá, thì phải xả hơi đi bớt.

Như hết dùng thì tắt đèn, chờ được 15 phút, mới mở con ốc trên nồi ; không thì nó phúng nước lên phải bị phỏng.

IX. — Inhalation (hít hơi).

Hít hơi để làm cho thông lỗ mũi, cuống họng.

Đồ cần dùng. — Người ta dùng hoặc máy gọi là Inhalateur, hoặc một cái casserole hay là một tô nước nóng, làm cái ống bằng giấy cứng « cornet » đặt lên trên miệng tô mà hít hơi.

Món thuốc dùng ।
{ Menthol 4 grammes.
{ Alcool à 90° 100 grammes.

X. — Fumigation (xông khói).

Fumigation nghĩa là xông khói thuốc mà hít vào.

Fumigations sèches. — Như hút thuốc điếu hay là hít khói thuốc bột như mấy người siềng vậy.

Fumigations humides. — Nghĩa là bỏ nước thuốc vô trong nước nóng rồi hít hơi khói nước nóng và hơi nước thuốc như menthol, encalyptol, goudron,

Để người bịnh ngồi trước cái tô nước nóng có chế nước thuốc, rồi trùm khăn lên bao phủ và đầu và cái tô đó, biểu người bịnh hít vào, hoặc là làm cái cornet bằng giấy, y như lời đã dặn trên đó.

XI. — Saignée (lấy máu ra).

Thường thường lấy máu noi gân tay, chỗ cánh chỏ.

Ông thầy lựa cái tay và các gân nào nổi, cột cái tay cho máu phù cái gân tay, rồi ông chích gân với một cây kim hay là trocart cho máu chảy ra.

Công việc làm của thầy diều-dưỡng lúc lấy máu :

1º) Trước hết biểu bịnh dừng ăn, rồi sửa soạn nấu một cây kim lớn, cái trocart nhỏ, hay là một cái lancette nhỏ, tùy ý quan thầy.

2º) Một cái ống caoutchouc đặng cột tay và một cuốn băng (bande).

3º) Compresse và bông gòn sạch.

4º) Một cái ly dựng máu.

5º) Rượu, teinture d'iode đặng làm cho sạch da.

b) *Lúc lấy máu* thầy diều-dưỡng ở đó mà trao món nào quan thầy cần dùng.

c) *Khi lấy máu rồi.* — Bó cái cùi chỏ và coi chừng bịnh nó có máu xâm hay không.

XII. — Massage (đấm bóp).

Massage : Nghĩa là thoa chà trên thịt đặng cho bịnh nó mạnh, hoặc thịt nhỏ làm cho nở lón, hoặc chỗ sưng làm cho nó hết. Thoa nó cũng làm cho máu chạy cho đều.

Có bốn cách làm massage :

a) *Effleurage.* — Nghĩa là thoa nhẹ trên da, cứ bắt ngoài thoa vô mà thôi.

b) *Friction.* — Nghĩa là chà với một ngón tay cái hay là hai ngón tay cái theo đường máu đen chảy. Người ta cũng dùng trái chanh bàn tay hay là cườm tay mà chà ở ngoài chà vô.

c) *Pétrissage.* — Làm cũng như nhồi bột theo mấy miếng thịt và theo đường máu đen chạy, nghĩa là bắt ở ngoài bóp vô trong.

d) *Tapotement.* — Nghĩa là dần thịt với mé tay hay là sề tay mà đập trên thịt.

Trước khi làm massage phải thoa cái tay với poudre de talc hay là dầu gì đặng nó trơn, thoa cho dễ.

Mỗi lần làm massage thì phải làm 5 phút hay là 15 phút.

Nếu đau mấy lắc léo, khi làm massage rồi thì biểu bịnh co vô co ra đặng cho quen gân.

XIII. — Injections hypodermiques, intramusculaires et intraveineuses (chích thuốc dưới da, trong thịt và chích gân)

Nhiều món thuốc chích dưới da, trong thịt và trong gân. Có món làm cho khỏe, như éther, caféine, huile camphrée, có món làm cho êm như morphine có món làm cho tê như cocaïne, novocaïne, stovaïne; có món cầm máu như ergotine, adrénaline; có món làm cho bổ như cacodylate de soude, arrhénal; có món trừ chứng thiệt bịnh như benzoate de mercure, quinine vân vân.

Chích thì dùng cái seringue (ống chích) bằng chai theo như ông Luër bày. Ống chích bằng chai, dễ chùi và có dơ dễ ngó thấy, nhưng mà nó dòn, hay bể, mấy thầy phải có ý.

Seringue có thứ 1, 2, 3, 5, 10, 20, cmc. Kim thì bằng acier, vàng gầm và nickel.

Kim acier bén mà mau sét và gãy. Kim vàng gầm nướn được, tốt, mà mắc tiền. Kim nickel đốt không được.

CÁCH CHÍCH. — 1°) Nấu seringue và kim.

        2°) Hấp thuốc chích.

        3°) Rửa tay cho sạch.

        4°) Làm cho sạch da người bịnh.

Nấu seringue và kim (1) thì phải dùng cái casserole chế nước lạnh vô, rồi nấu cho sôi được 15, 20 phút. Muốn lấy seringue ra thì phải rửa tay cho sạch, như muốn gắp ra thì dùng cái kềm.

---

(1) Nấu seringue và kim đặng giết các thứ vi trùng ở trong seringue. Ấy gọi là stérilisation nghĩa là sạch trùng độc. Muốn làm cho sạch trùng độc một vật kia, thì người ta dùng nhiều cách: hoặc đốt, hoặc nấu sôi, hoặc hấp hoặc dùng các thứ thuốc khử độc mà trừ vi-trùng.

Thí dụ như thuốc chích hấp rồi, thầy điều-dưỡng rửa tay cho sạch sữ với bàn chãi, rửa tay bằng rượu hay là nhúng vào nước thuốc khử độc. Lấy seringue rút thuốc, dựng đứng seringue lên đặng thục cho khí trời không có trong seringue nữa. Để cây kim, rồi rữa rượu nơi da người bịnh hay là bôi teinture d'iode.

Như muốn *chích nơi da*, thì một tay cầm seringue đúc kim vô da xui theo thịt rồi thục thuốc vô nhẹ nhẹ.

Như muốn *chích trong thịt*, thì chích cây kim đứng lên cho mũi kim vô trong thịt độ chừng 5, 7 centimètres tùy theo bịnh ốm hay mập. Còn *chích gân* thì cũng dùng mấy món đó, nhưng mà thêm sợi giây caoutchouc đặng cột cái tay như trong saignée vậy.

Chích gân khó và hiểm nghèo, để cho mấy ông thầy thuốc chích.

Trước khi chích thuốc, thầy điều-dưỡng phải coi món thuốc đó có phải là thuốc quan thầy biểu hay không.

Chỗ chích thuốc nơi da. — Phía ngoài bắp vế, phía ngoài cánh tay, trên vai, đừng chích chỗ nào có mạch máu lớn.

Trước khi chích thuốc phải coi có gân xanh nhỏ hay không.

Chỗ chích thuốc trong thịt. — Thường người ta chích ở phần trên cái đít, vì chỗ đó không có gân và không có mạch máu.

Sự ruổi trong sự chích thuốc. — 1°) Hễ chích đau thì đấp nước nóng cho nó hết đau.

2°) *Làm mũ.* — Nếu mấy thầy nấu kim, seringue kỷ, thuốc hấp tử-tế, tay rửa cho sạch và da bịnh thì làm cho sạch sẽ, thì không có làm mũ. Làm mũ chỉ là làm không kỷ trong mấy đều nói trên đó.

3° *Thúi thịt.* — Như chích éther, quinine mà cạng quá thì nó thúi đen cái thịt.

Khi chích rồi phải rửa seringue, kim và xỏ sợi chỉ bạc vô kim.

Những thuốc chích (¹) thì phải để trong ve đậy núc chai và phải hấp kỷ. Như có dùng, thì mỗi bữa phải hấp lại.

---

(1) Các thuốc chích có formule. Phải coi theo cái chánh văn Langsa thì rõ.

Thứ thuốc nào đục và có cặn thì đem cho nhà thuốc lược lại và hấp lại.

Mấy thầy hấp thuốc thường mỗi bữa, thì để trong nước lạnh, nấu cho sôi, độ chừng 15, 20 phút ; hấp thuốc luôn khi nấu ống chích cũng đặng.

Thuốc chích rồi phải để vào trong tủ, đậy nút tử tế, chớ không phải bỏ bậy bạ ở ngoài.

Chích sérums. — Người ta dùng cái appareil à sérum. Coi hình thì nhớ cách dùng. Chích sérum cũng phải làm kỹ cang, sạch sẽ như chích thuốc thường, phải hâm ấm chai sérum. Như không có appareil à sérum thì dùng seringue lớn, bock-laveur và kim.

Mấy cái formule thuốc sérum phải do theo cái chánh văn chữ Langsa thì rõ.

Chích sérum dùng trong khi mất máu nhiều hoặc đẻ, hoặc bịnh, hoặc mổ, hay là đi sòng chảy nhiều, hay là ầu tả vân vân

Lúc gấp thì phải chích sérum trong gân. Trước khi sérum hết trong ve thì phải rút kim ra, nếu quên thì khí trời chung vô mạch máu mà mang hại người bịnh (máu đồng cục lại phải chết).

Lấy máu mà sang cho người bịnh. — Khi nào mất máu nhiều, bịnh phải nặng, nguy hiểm, quan thầy liệu chích sérum không sống được, thì ổng lấy máu người mạnh mà sang qua cho người đau.

Vậy mấy thầy phải lo sắp đặt :

1º Một solution de citrate de soude 10 pour 100, hấp rồi, đặng làm cho máu đừng đông lại.

2º Một cái ly đựng máu 250 hay là 500 grammes.

3º Hai ống caoutchouc đặng cột tay.

4º Hai ống séringue lớn 20 à 30ᶜᵐᶜ ; hay là một cái bình có nút có 2 ống đễ hút máu vào theo như cái hình đây hay là cái appareil de Jeanbrau.

5º Hai cây kim lớn đặng chích lấy máu

Mấy vật ấy phải nấu chung với nước bỏ thuốc citrate de soude 50 grammes trong một litre nước.

XIV. — Ponction (chích rút nước).

Có 3 thứ chích rút nước :

1⁰ *Ponction exploratrice*,— Nấu seringue Luёr, kim, sắp sửa rượu, teinture d'iode cho quan thầy.

2⁰ *Ponction évacuatrice* — Như chích lấy mủ, thì phải sửa soạn cái dao (bistouri), như chích lấy nước bụng thì sửa soạn cái trocart.

Trước khi chích, thì phải nấu hay là đốt trocart, thoa rượu và teinture d'iode chỗ chích, sửa soạn bông gòn, vải gaze hấp, một cái bandage de corps và một cái thùng hứng nước.

3⁰ *Ponction aspiratrice*.—Trong việc nầy dùng cái appareil de Potain, thường dùng hơn cái appareil de Dieulafoy.

Trong appareil de Potain thì có cái ống pompe, một cái ve đặng đựng nước và kim lớn đặng chích.

Mấy thầy phải biết cái appareil đó đặng mà lau chùi, sửa soạn trong cuộc tiệc nó.

XV. — Lavement (làm bôm).

. Có ba thứ lavement :

1⁰) *Lavement simple ou évacuateur*. — Để đi sông cho dễ, người ta dùng 500 grammes nước nấu chính, lạnh, ấm, hâm hẩm, có pha thuốc glycérine hay là dầu xố (30 grammes) mà bôm.

2⁰) *Lavement purgatif*. — Để làm cho đi sông cho nhiều. Thường người ta dùng 20 grammes thuốc xổ múi, 15 grammes infusion de séné và 500 grammes nước nóng trộn lộn.

3⁰) *Lavement médicamenteux*. — Để làm cho thuốc nó thấm vô châu thân, khi nào bả miệng không được, như chứng bịnh phong đòn gánh, hay là khi nào uống thuốc kia làu sợ hư bao tử. Mấy thứ lavement médicamenteux thì coi theo cách thức chánh-văn Langsa thì rõ.

4⁰) *Lavement alimentaire ou nutritif*.— Để mà nuôi bịnh khi nào bịnh ăn uống không được, như bịnh mồ bao tử, mồ cuống họng. (Coi theo chánh-văn Langsa thì rõ).

Mấy thứ lavement médicamenteux và lavement nutritif thì phải làm lavement évacuateur cho sạch phần trước rồi bôm sau.

Cách làm lavement simple (1) 1°) Đốt bock-laveur.

2°) Luộc ống caoutchouc, canule hay là ống sonde rectale.

3°) Chế trong bock chừng 500 grammes nước nóng hay là nguội tùy ý quan thầy.

4°) Cho nước chảy trong ống caoutchouc.

5°) Thoa vaseline trên đầu canule cho nó trơn.

6°) Biểu người bịnh nằm xuống, chơn phía tay mặt ngay ra, chơn trái co vô.

7°) Đút ống canule ban đầu theo ngay rúng, rồi sau thì xuôi theo thân mình. Nước chảy vô ruột chậm chậm và đừng đau bụng.

Cách cho sérum nhểu vô trong hậu-môn.

Cách vài năm nay, mỗi khi mổ bịnh và khi nào có bịnh nóng nhiều, quan thầy thường dùng cho sérum nhểu vô trong hậu môn, thế sự chích sérum và thế lavement de sérum. Cách cho sérum vô trong ruột già như vậy là nhờ ông *Murphy* bài biểu trước rồi quan thầy bây giờ mới dùng sau đây.

Vật cần dùng. — Đồ dùng thường như làm lavement vậy, nghĩa là:

Một cái bock laveur.

Một cái sonde rectale hay là sonde de Nélaton số 18 hay là 20.

Một cái vòi robinet để cho nước nhểu.

Cách làm. — 1° Đốt bock.

2° Nấu sonde rectale.

3° Để ve sérum vô nước nóng đặng cho sérum nóng. (sérum mùi hay là sérum đường tùy theo lời dạy quan thầy.)

4° Đổ sérum vô bock và treo bock 0^{m}50 khỏi giường.

5° Vặn vòi robinet cho sérum nhểu từ giọt.

______

(1) Con nít nhỏ phải dùng ít nước; dùng ống poire hay là cái sonde de Nélaton mà bôm.

6° Thoa vaseline đầu sonde và đút sâu vô hậu môn, *rồi để nước chảy từ giọt* ba bốn giờ mới hết sérum.

Hễ sérum vô bao nhiêu, nó rút vô trong máu hết

Thường cách nhểu sérum như vậy, thì bịnh dễ chịu, mau khỏe, không khát nước và tiểu nhiều.

XVI. — Gavage (cho ăn lỗ mũi).

Thường cho những người bịnh cứng miệng ăn nơi lỗ mũi, hay là mấy người điên không chịu ăn cơm.

Người ta lấy một cái sonde de Nélaton số 16, 18 thọc trong lỗ mũi cho tới cuống họng, đề cái entonnoir vô rồi đổ sữa hay là bouillon, trứng gà.

XXII. — Lavage de l'estomac (rửa bao tử).

Người ta dùng tube de Faucher là cái ống caoutchouc một đầu lớn đặng để cái entonnoir và có gạch một đường đen lối chừng 0 ᵐ 50 từ chỗ đầu caoutchouc.

Cách dùng : 1°) Biểu người bịnh ngồi ; như mệt để nó nằm, chàng cái khăn đặng khỏi dính dơ. Biểu người bịnh hả miệng và thở dài.

2°) Để ngón tay trỏ tay trái trên cái lưỡi người bịnh ; cái tay mặt thì cầm ống caoutchouc như cầm cáng viết ; đút cái tube theo ngón tay trỏ cho tới cuống họng ; lúc đó thì người bịnh bắt nhợn, thì biểu nó nuốt. Hễ người bịnh nuốt thì đút ống caoutchouc vào, cho tới chừng nào cái đường đen tới cái răng thì thôi.

3°) Đút cái entonnoir vào, rót nước trong cái entonnoir, đở lên cao cho nước xuống, chừng nào gần hết, thì hạ cái entonnoir cho nước rửa bao tử chảy ra. Làm như vậy được hai, ba litres mới thôi.

Hễ bao tử rửa sạch rồi, thì nước nó trong.

Dùng rửa bao tử : Trong khi uống thuốc độc, đau bao tử, hay là mổ bụng rồi nó sinh bao tử.

Radiographie de l'estomac (rọi kiến bao tử).

Thường quan thầy cần dùng rọi kiến bao tử đặng đoán chắc chứng bịnh bao tử.

Vậy trước bữa đi rọi kiến, thì phải cho bịnh uống thuốc xổ, cho uống sữa và làm lavement cho sạch ruột.

Sớm mai đi coi kiến đó, thì dặn bịnh đừng ăn gì hết, rồi khi gần rọi kiến cho bịnh uống 100 grammes carbonate de bismuth trộn với Julep gommeux. Hễ rọi kiến thì thấy carbonate de bismuth nó đen trong bao tử.

XVIII. — Instillations (nhỏ thuốc).

1° *Nhỏ thuốc con mắt.* — Thuốc nhỏ con mắt gọi là collyre.

Cách nhỏ : Để người bịnh ngồi hay là nằm, tay trái vạch mí con mắt, biểu nó ngó lên trên, còn tay mặt thì cầm cái compte-gouttes hay là cái ve compte-gouttes, nhỏ trong khóe con mắt.

Trước khi nhỏ thuốc con mắt, phải coi cho kỷ có phải ve thuốc của quan thầy biểu hay không ?

2° *Nhỏ thuốc lỗ tai.* — Biểu bịnh nghiêng đầu qua một bên, rồi nhỏ thuốc vô lỗ tai. Nhỏ rồi thì phải nhét một miếng bông gòn

XIX. — Lavage de l'œil (rửa con mắt).

Có ba cách rửa con mắt :

1° *Rửa con mắt bằng bông gòn.* — Biểu người bịnh ngồi ngả ngửa ra, nhúng bông gòn trong nước thuốc hàn hàm, hoặc eau boriquée, solution de cyanure de mercure, hoặc permanganate de potasse. Rồi vắt cho nước thuốc chảy xuống con mắt ; ở dưới cằm, thì có cái bassin hứng nước.

2° *Rửa bằng irrigateur.* — Rửa bằng irrigateur thì khó, quan thầy rửa mà thôi, phải dùng bock-laveur.

3° *Rửa bằng ballon* — Bây giờ người ta rửa con mắt bằng ballon. Lấy cái ballon thường đựng nước thuốc, vạch mí con mắt rồi rót cái vòi nước trên con mắt.

XX. — Lavage de l'oreille (rửa lỗ tai).

Rửa lỗ tai thì dùng bock-laveur, caoutchouc và canule bằng chai.

Cách rửa lỗ tai — 1° Đổ bock, đổ nước đầy, đưa bock cao lên được 30 centimètres (3 tấc) trên đầu.

2° Biểu người bịnh ngồi, để cái bassin dưới lỗ tai.

3° Một tay thì níu lỗ tai chẳng ra sau, đặng cho lỗ tai nó ngay, một tay thì đút cái canule vô lỗ tai, nước chảy vô lỗ tai rồi rớt xuống bassin.

4° Chùi khô lỗ tai với một cây tampon.

XXI. — Lavage du nez (rửa lỗ mũi).

Cách rửa. — 1° Sửa soạn bock cho sạch sẽ, chế nước eau boriquée hay là nước chính, dùng canule tròn.

2° Biểu người bịnh ngồi, củi đầu xuống.

3° Đút canule vô lỗ mũi, nước chảy vô lỗ mũi nầy sang qua lỗ mũi kia mà ra.

Biểu bịnh thở lỗ miệng.

Lâu lâu phải nghỉ để bịnh nó hỷ mũi và lấy hơi.

XXII. — Lavage de la bouche (Rửa miệng.)

Dùng bock-laveur và canule bằng chai.

Cách dùng. — 1° Đổ vô bock-laveur, nước eau boriquée, hay là eau oxygénée.

2° Để người bịnh ngồi củi đầu xuống, để một cái bassin dưới cằm.

3° Biểu người bịnh hả miệng và thở lỗ mũi.

4° Cho giọt nước vô trong cuống họng và trên lưỡi.

Nước rửa miệng chảy xuống bassin.

XXIII. — Lavage de l'urèthre (Thục lậu.)

Phải dùng cái bock-laveur, sợi giây caoutchouc và cái canule de Janet.

Nước thuốc dùng. — Nước thuốc permanganate de potasse à 1/1.000 solution de nitrate d'argent à 1/1.000, nước oxy-cyanure de mercure 1/1.000.

Cách thức. — 1° Biểu bịnh đi đái, chùi cho sạch mủ cái đầu dương với một cục bông gòn thấm thuốc permanganate de potasse.

2° Biểu người bịnh nằm hay là ngồi rửa đường tiểu phía trước, phải để cái bock cao độ 0ᵐ50. Nước chảy vô đường tiểu, rồi chảy trở ra.

3° Muốn rửa đường tiểu phía sau, nghĩa là rửa cả thảy đường tiểu, thì phải đưa bock lên cao 1ᵐ50. đổ cái canule cho chặc, biểu bịnh rặng như đi đái vậy đặng cho nước thuốc vô bộng đái cho dễ.

Chừng nào người bịnh mắc đái thì rút canule ra biểu nó đái.

Làm như vậy nhiều lần, chừng nào hết nước thì thôi.

Không nên thụt lậu trong khi đau lậu còn sưng đầu dương và khi nào sưng dái.

XXIV. — Lavage de la vessie (Rửa bộng đái.)

Rửa bộng đái bằng sonde de Nélaton, hay là sonde en gomme một cái bock-laveur, hay là cái seringue 150 grammes hay là 200 grammes.

Cách rửa. — 1° Rửa đầu dương cho sạch.

2° Thấm vaseline cái sonde đút vô lỗ tiểu, đút riết tới bộng đái, nước đái chảy ra.

3° Đút canule bock vô cho nước chảy, rồi rút ra, làm đi làm lại cho tới chừng nào nước ra cho trong thì thôi.

Nước thuốc dùng. — Nước nấu chín.
Nước eau boriquée 40 %₀.
Nước nitrate d'argent 1/1000.
Nước permanganate de potasse 1/1.000.

Rửa bộng đái. — Dùng trong chứng bịnh đau bộng đái vì nước tiểu thúi hôi và mỗi lần mổ bộng đái phải rửa cho sạch bộng đái.

XXV. — Cathétérisme de l'urèthre (Bôm bộng đái.)

Bôm bộng đái thì dùng ống sonde.

Có 2 *thứ sondes* : 1° Sondes bằng bạc, thứ nầy dùng khó, cho nên để quan thầy dùng mà thôi

2° Sonde mềm bằng caoutchouc gọi là *sonde de Nélaton,* và *sonde bằng gomme* cứng một chút

Bôm bằng sonde mềm. — *Cách làm*. — 1° Biểu người bịnh nằm ngửa, dưới cái đầu kê cái gối. hai cái chơn dang ra cũng như khi để béniqué vậy, và biểu người bịnh thở dài hơi.

2° Tay trái cầm cái dương vật của người bịnh.

3° Tay mặt cầm cái sonde như cầm cáng viết, thoa vaseline hay là huile goménolée, đút vô lỗ tiểu cho tới bọng đái. Hễ sonde vô tới bọng đái thì nước đái chảy ra.

Khi nước đái chảy ra, thì phải đè nhẹ nhẹ trên bụng đặng nước đái chảy cho mau, thứ nhứt là khi nào bại bọng đái và khi nào nước đái ứ lại nhiều quá làm cho bọng đái phình ra.

Sonde à demeure. — Người ta để sonde à demeure khi nào:

1° Người ta để sonde vô khó mà người bịnh phải cần dùng cho đi đái thường thường.

2° Nếu người ta muốn làm cho nở lỗ tiểu khi lỗ tiểu nghẹt.

3° Nếu người ta muốn cho nước đái chảy ra ngoài cho khỏi lên trên bụng, như khi mổ kế vậy.

Để ống sonde trong bọng đái không nên để lâu; sáu, bảy ngày phải thay sonde khác vì sợ nó gãy và đóng vôi trên cái sonde làm cho rách đường tiểu.

Cách cột sonde à demeure. — Lấy 2 sợi chỉ hay là 2 sợi nhợ, chừng 20 centimètres, thắt một cái vòng ở chính giữa, cột cái sonde rồi đem đầu giây lên trên làm như giàng từ trụ vậy.

Làm cái pansement, đặng mấy sợi giây không sút ra.

Thường khi phải để nước đái chảy theo ống sonde đặng cho nước đái khỏi trào lên trên bụng. Vậy thì phải đặt một cái ống caoutchouc thòng xuống bình tiểu đựng nước thuốc khử độc (1).

Khi nào đút ống sonde caoutchouc vô khó thì chẳng nên ráng đút vô, hay là dùng cái mandrin hay là cái sonde bằng bạc mà đút vô vì sợ làm rách lỗ tiểu và đút vô không nhằm bọng đái mà khốn.

____

(1) Người ta để ống caoutchouc thòng trong bình tiểu đựng nước thuốc khử độc đặng con vi trùng không theo ống caoutchouc mà vô bọng đái.

Bôm cho đờn bà đi tiểu.

Bôm đem nước tiểu đờn bà, thì cũng dùng sonde caout-chouc de Nélaton và dùng sonde bằng bạc (*sonde đờn bà*).

Cách làm. — 1°) Đốt sonde bạc hay là nấu sonde de Nélaton.

2°) Để người bịnh nằm co hai ống chơn lại và dang hai đầu gối ra.

3°) Tay trái thì vạch lỗ tiểu.

4°) Tay mặc cầm cái sonde đút vô tới chừng nào nước đái chảy ra thì thôi.

Cách cột ống sonde à demeure cho đờn bà. — Như người ta muốn để ống sonde à demeure cho đờn bà, thì người ta dùng *sonde de Pezzer* hay là sonde de Malécot. Hai thứ sonde nầy khác hơn sonde de Nélaton là vì cái đầu nó nở ra đặng khi nào có đút vô bộng đái rồi thì nó mắc kẹt ở trỏng.

Cột sonde de Pezzer, thì làm như cột sonde đờn ông vậy nhưng mà phải dùng cái bande en T và hai cây kim gâm mà cột thêm cho chắc.

Phải làm cho sạch sẽ mấy cái sondes trước khi dùng. — Mấy cái sondes và bất kỳ những vật chi đút vô bộng đái thì phải cho sạch vi trùng. Nếu không sạch vi trùng, thì nó sanh mủ trong bộng đái, riết lần lên trại cật, thì phải chết.

Như sonde bạc thì đốt hay là nấu, sonde caoutchouc thì nấu hay là dùng vapeur de formol mà làm cho sạch. Còn sonde gomme thì bỏ vô trioxyméthylène đặng lấy vapeur de formol mà giết trùng độc.

Instillation de l'urèthre (nhểu thuốc, trong lỗ tiểu).

Mấy thầy điều-dưỡng phải sửa soạn cho quan thầy mấy vật kể ra sau nầy :

1° Một cái explorateur en gomme à bout olivaire gọi là *instillateur*.

2° Một cái *seringue à instillation de Guyon* hay là một sé-ringue de Luër 2^{cmc}.

3° Và một cái solution quan thầy định : như nitrate d'ar-gent 1/50 hay là protargol 1/20.

XXVI. — Injections vaginales (rửa cửa mình).

Người ta dùng bock-laveur, một cái tube de caoutchouc và một cái canule bằng chai, gọi là canule đờn bà. Canule nầy phải để trong một cái ve rộng miệng ngâm nước thuốc oxycyanure luôn luôn.

Những món thuốc dùng rửa. — Solution permanganate de potasse 1/1.000, solution oxycyanure de mercure 1/1.000.

Như có rửa cửa mình thì phải để người đờn bà nằm tốt hơn, vì để vậy nước nó thấm nhiều.

XXVII. — Injections intra-utérines (rửa tử cung).

Thường thường quan thầy rửa tử cung khi nào nạo tử cung và khi nào đờn bà bị máu sẳng hậu.

Mấy thầy phải sửa soạn :

1º Nấu hay là đốt valve hay là mỏ vịt, một cái sonde *dilatatrice-injectrice de Doléris*, một cái pince de Museux đặng kéo miệng tử cung và một cái pince à pansement utérin.

Những vật ấy phải để trong một cái mâm sạch và cũng phải dọn compresses và bông gòn hấp cho sẳng.

2º Sửa soạn 2 cái bock-laveurs, một cái để rửa cửa mình, một cái để rửa tử cung. (Solution eau oxygénée, solution oxyanure de mercure).

3º Để người bịnh nằm, dan hai cái chơn ra, quan thầy rửa cửa mình trước cho sạch máu mủ.

4º Khi ông thầy để valves, thì mấy thầy nắm valves, rồi ông rửa tử cung.

XXVIII. — Hydrothérapie (tắm).

Sự tắm cho bịnh thì dùng thường mỗi ngày trong nhà thương. Mấy thầy phải biết cách dùng nước mà tắm cho bịnh.

a) *Lotions (lau nước).* — Nghĩa là lấy khăn lòng nhúng vô hoặc nước lạnh, nước có pha giấm rồi lau cùng mình, hay là lau một khúc mình mà thôi. Lau chừng 5 phút đồng hồ. Khi lau rồi phải lấy khăn khô mà lau khô lại. Làm như vậy thì nó rút hơi nóng ra, và làm cho người khỏe.

Lotions dùng trong khi người bịnh nóng nhiều.

b) *Affusion (xối nước lạnh).* — Affusion nghĩa là để người bịnh trong thùng tầm, rồi mút một thùng nước lạnh xối trên ngực, nước chảy xuống tới chơn.

Affusion nầy tùy ý quan thầy dặn phải làm thể nào, thì làm theo lời quan thầy dạy.

c) *Enveloppement froid (cách bao lạnh).* — Nghĩa là nhúng tấm drap trong nước lạnh, vắt ráo, rồi bao người bịnh, lâu mau tự ý quan thầy dạy.

Người ta dùng cách bao lạnh cho mấy người bị nóng nhiều.

d) *Bains (Tắm).* — Thường dùng cái thùng tắm mà tắm cho bịnh.

Tắm bịnh tùy theo nước ấm hay là lạnh.

Thí vụ: từ 15 à 25° thì kêu là tắm lạnh.
          từ 25 à 33° kêu là tắm hâm hẩm.
          từ 33 à 38° kêu là tắm nóng.

Thường cách tắm nóng thì dùng cho con nít đau bron-chopneumonie.

Cách tắm nước lạnh. — *Dùng trong bịnh ban nóng nhiều.* Nhiều ông thầy còn dùng nước lạnh tắm cho mấy người bịnh có ban, đặng họ sự nóng.

Vậy mấy thầy phải biết cách tắm nước lạnh.

Ban đầu để cái thùng tắm gần bên giường, đổ nước nửa thùng, tránh luồng gió. Cởi trần người bịnh, khiêng nhẹ nhẹ đem để trong thùng tắm, khoát nước cái mặt và cái ngực rồi mới nhúng cái mình.

Để người bịnh trong nước 10 phút, chừng nào người bịnh có hơi lạnh, thì đem ra, để nằm trên tấm drap khô, lau nhẹ nhẹ tránh cái bụng, rồi lấy một cái mền nỉ mà đắp cho người bịnh. Phải lấy thủy lại, như còn nóng 39° thì quan thầy biểu tắm lại nữa.

e) *Bains médicamenteux.* — *(Tắm nước thuốc).*

1° *Bain alcalin:* bỏ 250 grammes carbonate de soude trong 200 litres nước.

2° *Bain de son:* bỏ một hai kilos cám trong nước, phải nấu cám và bao cám đặng khỏi vấy dơ.

3° *Bain sulfureux:* bỏ 125 grammes de monosulfure de potassum trong nước.

4° *Bain sinapisé:* bỏ 1 kilo bột hột cải mỗi khi tắm.

f) *Bain locaux:* Ngâm đít (bain de siège). — Để khi đau hậu môn, đái tức. Ngâm đít thì dùng cái thùng riêng hay là cái thùng rượu lót gạch mà ngồi.

Bains de pieds au pédiluve (Dầm chơn). — Thường dùng 100 grammes bột hột cải, bỏ trong nước hâm hẩm; người bịnh ngồi phải lấy khăn đậy đầu gối lại đặng hơi nồng hột cải không xông lên tới con mắt.

<h3 align="center">XXIX.— Thermométrie (cặp thủy).</h3>

Thermomètre médical (Hàng thử biểu gọi là ống thủy). — Ống thủy thì dùng thường trong nhà thương Mấy thầy điều dưỡng phải quen dùng vật ấy. Ống thủy chia phần từ 35° cho tới 42 degrés.

Sự nóng con người thì từ 36°5 cho tới 37°5.

Trên 37°5 thì là nóng (fièvre).

Dưới 36°5 thì là hàng (hypothermie) cũng như bịnh thiên thời.

Cách dùng ống thủy (1). — Trước khi lấy thủy, phải coi ống thủy có xuống hay chưa? Như chưa xuống thì phải rảy cho nó xuống. Tay mặc cầm ống thủy đập trên tay trái thì thủy nó xuống. Hay là nắm chặt ống thủy rảy cho mạnh, thủy nó cũng xuống. Lúc rảy ống thủy phải coi chừng có bàn ghế ở gần đó hay không, vì sợ nó đụng vô bàn ghế mà bể ống thủy.

Hễ rảy ống thủy rồi, thì mở nút áo người bịnh để ống thủy vô nách.

Như cái nách có mồ hôi thì phải chùi cho sạch, chớ để vậy nước mồ hôi làm cho thủy không lên.

Khi để cái ống thủy vô nách rồi, thì phải xếp tay lại, gát tay lên trên ngực. Cặp như vậy đặng mười phút mới lấy

---

(1) Thường thường ở trong nhà thương, người ta dùng một thứ ống thủy gọi là « *thermomètre à maxima* » cái ống thủy nầy, hễ cặp thủy rồi thì thủy không chạy xuống liền như ống thủy thường (thermomètre ordinaire).

ra. Rồi đọc coi thủy lên bao nhiêu, chỗ nào thủy ngừng, thì chỗ đó là degré nóng của người bịnh. (*Température axillaire*) (1).

Mấy cái degré de température của người bịnh thì biên vô tờ giấy thủy gọi là *feuille de température*.

Người ta lấy thủy một ngày 2 lần : sớm mai một lần, chiều một lần. Mấy lần lấy thủy đều biên vô feuille de température, làm nút đen, rồi kéo dính mấy cái nút đen ấy ra thành cái courbe de température.

Thường quan thầy coi tờ giấy thủy mà đoán chứng bịnh. Vậy mấy thầy phải lấy thủy cho kỹ. Nếu làm biếng hay là có ý gian, mà biên thủy sái, thì cũng tỷ như mấy thầy gạt quan thầy vậy mà hễ quan thầy coi thủy, mà đoán chứng bịnh lầm và cho thuốc sái, thì lấy làm hiểm nghèo cho người bịnh.

Con nít và mấy người bịnh khó, thì lấy thủy nơi lỗ đít. Như có lấy thủy nơi lỗ đít thì phải thoa một chút vaseline trên cái đầu ống thủy cho trơn dễ đút vô.

Như người bịnh sảng, dùng đầy, thì phải biểu người ta kềm vì sợ bể ống thủy trong lỗ đít. Hễ lấy thủy rồi thì phải rửa rượu hay là rửa nước thuốc oxycyanure de mercure.

Ống thủy để đo nước tắm. — Ống thủy nầy làm bằng rượu, và có một cái phao, đặng để cho ống thủy nổi trên mặt nước.

XXX. — Anesthésie (sự tê và sự mê.)

Anesthésie locale (Làm cho tê). — Muốn làm cho tê đặng mổ mấy bịnh thường, thì người ta dùng hoặc sự lạnh, hoặc cocaïne.

a) *Dùng sự lạnh.* — Thường người ta rưới éther hay là chlorure d'éthyle đặng cho lạnh da, và làm cho tê không biết đau.

Mấy nhà thuốc có bán chlorure d'éthyle đựng trong ve nhỏ đậy nút đồng, hễ mở nút ra, thì thuốc ấy xì ra có

---

(1) Phải nhớ rằng température auxillaire (ở nách) thì nóng 5 phần ít hơn sự nóng ở lỗ đít. Nên muốn lấy thủy chắc người bịnh nóng nhiều hay là ít thì lấy chỗ lỗ đít tốt hơn.

giọt. Hễ rưới giọt ấy chỗ nào, thì một lát lâu, da nó tê và trắng, thì lúc đó mổ được.

Người ta dùng chlorure d éthyle đặng mổ abcès, nhọt, sưng tay, hột xài, nhổ răng, vân vân.

b) *Dùng cocaïne*. — Cocaïne dùng ba cách: nhỏ trong con mắt, thoa cổ và chích trong da.

1° *Nhỏ trong con mắt*. — Nhỏ trong con mắt, thuốc cocaïne 1/50 đặng mổ con mắt.

2° *Thoa cổ*. — Thoa cổ làm cho tê, hoặc cắt vật chi trong cuốn họng.

3° *Chích thuốc cocaïne*. — Người ta chích thuốc cocaïne đặng có mổ lấy bướu nhỏ nhỏ. Thuốc cocaïne nầy phải hấp kỹ, và quan thầy được dùng mà thôi, vì thuốc ấy quí về sự tê, mà cũng làm hại vậy. Nên mấy thầy phải sửa soạn caféine, huile camphrée, kim và ống chích cho sẵng, khi nào cocaïne làm hại, thì có sẵng thuốc khác đặng chích trừ.

Bây giờ người ta dùng novocaïne và stovaïne ít độc hơn thứ cocaïne.

c) *Anesthésie régionale (Làm cho tê cả một khúc mình.* — Như người ta muốn mổ cái tay, thì chích chỗ cái vai, chỗ mấy cái gân trắng chạy xuống cánh tay thì tự nhiên cả cánh tay đều tê.

d) *Rachianesthésie (Chích thuốc tê trong xương sống).* — Đề dùng khi nào mổ bụng và mổ chơn. Chích thuốc tê trong xương sống thì ít mệt hơn cho thuốc mê.

Khi nào dùng rachianesthésie thì mấy thầy phải sửa soạn: Một cái seringue 2ᶜᵐᶜ, hai, ba cây kim dài kêu là *aiguille à ponction lombaire*, rượu và teinture d'iode để thoa trên da người bịnh.

Khi thoa teinture d'iode trên da người bịnh rồi, biểu người bịnh ngồi khòm lưng xuống, cho xương sống nổi vồng lên đặng quan thầy chích cho dễ.

Hễ quan thầy chích thuốc trong xương sống rồi, để người bịnh nằm, dầu phải kê cái gối cho cao lên.

Trong khi mổ, người bịnh mửa hay là mặt xanh, thì phải thưa cho quan thầy rõ. Phải có sẵn kim, seringue, đặng có chích caféine, adrénaline và huile camphrée cho người bịnh. Cũng phải để sẵn một hai cây kim dài đặng chích xương sống người bịnh, mà rút nước thuốc tê bớt ra.

Hễ mổ rồi khiên người bịnh về giường thì cũng phải để đầu cao. Thường hễ dùng rachianesthésie, thì người bịnh hay nhức đầu. Hễ nhức đầu nhiều thì phải chích lấy nước thuốc ra bớt thì hết nhức đầu.

Sự cho thuốc mê. — Cho thuốc mê về phần quan thầy cho. Nhưng mà có nhiều chỗ thiếu quan thầy, thì sự cho thuốc mê về phần mấy bà đầm và mấy thầy điều-dưỡng cho.

Thường người ta dùng chloroforme Adrian đựng trong ve vàng vàng bịch cứng lại.

Cho thuốc mê thì nhểu trên cái masque hay là dùng cái appareil de Ricard.

Sửa soạn cho thuốc mê. — Phải để cho đủ đồ cần dùng trên bàn nhỏ trong sự cho thuốc mê như là :

1° Hai hay là ba cái ống thuốc chloroforme.
2° Một cái masque (đồ chụp cho thuốc mê).
3° Những compresses để chùi đàm trong cổ.
4° Một cái pince à forcipressure đặng gắp compresses.
5° Một cái pince à langue để kéo lưỡi và một cái ouvre-bouche để banh miệng ra.
6° Một cái bình vaseline đặng thoa trên môi cho khỏi phồng môi.
7° Một cái seringue và caféine, éther, huile camphrée để sẵn, đặng khi nào gặp việc cần dùng thì dùng (1).

Lúc cho thuốc mê phải coi chừng người bịnh thở. Như nó hết thở và xanh thì phải làm respiration artificielle (*Cách thở giả*).

Cách làm respiration artificielle. — Phải để người bịnh nằm ngửa, cái đầu thấp, banh miệng, đem đàm ra, nằm hai cánh tay kéo ra ngoài, rồi dở lên, đè hai bên ngực người

---

(1) Như có ballon d'oxygène và cái máy diền khí thì phải để cho sẵn, đặng khi nào có chuyện thì dùng.

bịnh. Lúc đó một thầy điều-dưỡng kéo lưỡi ra vô, đặng mượn trớn dễ thở.

Làm như vậy 15 hay là 20 phúc đồng hồ chừng nào người bịnh thở mới thôi. Có khi phải làm respiration artificielle cho tới nửa giờ hoặc một giờ.

Hễ khi nào trái tim còn nhảy thì bịnh sẽ sống lại được.

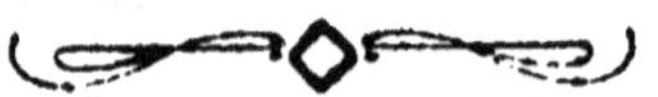

Khoản thứ xIII.

Opérations et pansements (về việc mỗ xẻ).

§ I. — Matériel et matériaux de pansement.

a) *Instruments.* — Mấy thầy điều dưỡng phải biết mấy món đồ instruments dùng trong việc mỗ xẻ, bởi vì mấy thầy lo về việc chùi lau và hấp kềm kéo.

Instruments thì bằng nickel hết đặng hấp nó không hư.

Cắc nghĩa các thứ instruments thì dài lắm cho nên phải coi theo mấy cái hình vẽ trong cuốn sách nầy thì nhớ. Trong sách nầy chia instruments ra làm hai thứ: một thứ đề dùng mỗ thường thường, một thứ đề dùng mấy khi mỗ riêng.

Instruments d'usage courant. — (Instruments dùng thường thường).

a) *Đồ bén.* — 1°) *Bistouris* (dao) bằng mũi, cong và nhọn.

2°) *Ciseaux* (kéo) ngay, cong và nhọn mũi.

b) *Các món đồ thử.* — Như stylets, sondes cannelées.

c) *Đồ kẹp.* — Như pinces à disséquer, à mors plats, à dents de souris, à griffes, pince à champs, pinces à forcipressure ou hémostatiques, (đề bắt kẹp mạch máu).

d) *Instruments d'hémostase* (Đề bắt mạch máu). — Pinces de Péan, de Kocher de Doyen, de Terrier etc...

e) *Đồ banh ra.* — Ecarteurs de Farabeuf, d'Ollier, de Hartmann, Wolkmann, vân vân.

f) *Đồ may.* — Aiguilles des Reverdin, de Doyen, de Hagedorn, aiguilles mobiles, vân vân.

Mấy món instruments đồ đều dùng nhiều việc. Nếu thầy điều-dưỡng coi về nhà mỗ muốn cho dễ nhớ, mà sắp đặt theo ý quan thầy, tôi phải làm một cái sổ biên riêng những instruments dùng theo việc mỗ từ bịnh.

Ví dụ như:

Mỗ sa ruột (hernie inguinale). — Thì dùng: 2 cái bistouris, 2 cái kéo, 2 cái pinces à disséquer à griffes, 1 cái pince à disséquer sans griffes, 1 cái sonde cannelée, 4 pinces à fixer les champs, 6 pinces de Péan, 12 pinces de Kocher, 1 cái aiguille de Reverdin courbe, 1 cái aiguille de Reverdin droite, 1 cặp écarteurs de Farabeuf.

Mổ bịnh sưng cuốn ruột (appendicite). — Thì dùng : 2 cái bistouris, 2 cái kéo, 2 cái pince à disséquer à griffes, 1 cái pince à disséquer sans griffes, 1 cái sonde cannelée, 4 pinces à fixer les champs, 6 pinces de Péan, 12 pinces de Kocher, 2 écarteurs de Farabeuf hay là 1 cái écarteur de Gosset, một aiguille fine de Reverdin, 1 aiguille de Reverdin lớn, ống đốt thermocautère.

Mổ tử cung (hystérectomie abdominale, – Thì dùng : 2 cái bistouris, 2 cái kéo lớn, 2 pinces à disséquer à griffes, 1 cái pince à disséquer sans griffes, 6 cái pinces de Péan, 12 pinces de Kocher, 1 écarteur abdominal, 1 aiguille à pédale, 4 pinces de Pozzi, 2 clamps droits, 2 clamps courbes, 2 aiguilles de Reverdin droite et courbe, 4 pinces à fixer les champs.

Mổ gan hay là phổi có mủ. — Thì dùng : 2 bistouris, 2 cái kéo, 2 pinces à disséquer à griffes, 6 pinces de Péan, 6 pinces de Kocher, 2 rugines droite et courbe, 1 cái rugine costale de Doyen, 1 costotomie hay là như thiếu vật ấy, thì dùng đỡ 1 cái pince coupante, 2 cái aiguilles de Reverdin, droite et courbe, 1 cái seringue de Luër với kim đặng chích thuốc tê, 4 pinces à fixer es champs.

Cưa chơn hay là tay. — Thì dùng : 1 cái bistouri, 1 cái couteau à amputation, 2 cái kéo, 2 pinces à griffes, 6 pinces hémostatiques, 6 pinces de Kocher, 1 cái cưa, 1 cái rugine, 1 cái pince coupante, 2 cái aiguilles de Reverdin droite et courbe, 4 pinces à fixer les champs.

Mổ sọ (trépanation). — Thì dùng : 1 cái trépan à couronne ou à fraises, 2 rugines, 1 cái maillet, hai cái ciseaux, 1 cái gouge, 1 cái scie de Gigli, 2 bistouris, 12 pinces de Kocher, 1 aiguille de Reverdin droite, 4 pinces à fixer les champs.

Mổ bọng đái (taille hypogastrique). — Thì dùng 1 cái bistouri, 2 cái kéo, 6 pinces de Kocher, 6 pinces de Péan, 1 pince à griffes, 4 pince à fixer les champs. 1 aiguille de Reverdin courbe, 1 aiguille de Reverdin droite, 1 cặp écarteurs de Faraboeuf hay là 1 écarteur vésical, vài tubes de Marion và sonde de Nélaton.

Cách giữ kềm kéo. -- Khi mổ rồi, thì phải rửa instrument bằng nước ấm với savon, chải bàn chải đặng cho trôi máu, đừng dùng nước nóng, vì nước nóng làm cho máu và mủ đặt và dính cứng trên kềm. Khi chải rồi, thì rửa lại nước hâm hấm, chùi khô, lau chloroforme, rồi bỏ vô hộp hay là vô tủ đừng cho hơi ướt vào.

Trong xứ Đông-pháp, khi trời nóng và ướt, nên phải thoa vaseline những instruments và phải để trong tủ kiến, một cái chén đựng chlorure de chaux đặng hút hơi ướt hết khỏi sét instruments.

Cách mài dao bistouris.— Mài bistouris, người ta dùng đá mài dao, đá thấm nước hay là đá thấm dầu.

1°) *Cách thứ nhứt*. — Thấm nước hay là thoa dầu, rồi mài dao bistouris mài bằng thẳng bờ bén đi trước, khi tới đầu cục đá thì trở cái dao lại, mài bề bén trở lại. Làm như vậy tới chừng dao bén thì thôi.

2°) *Cách thứ nhì*. — Mài một mặt trước, chừng nào bén rồi mài bề kia.

Mài rồi thì liết nó trên một miếng da để liết dao cạo, hay là liết trên bàn tay.

Muốn biết dao bén hay chưa, thì người ta lấy cái dao cạo thử trên da ngón tay trái thì hiểu.

Matériel de la salle d'opérations. — Bàn ghế và đồ vật dụng trong nhà mổ kể ra sau nầy :

1°) Một cái bàn để mổ. Bàn nầy mấy thầy phải cho thạo cách dùng, đặng lúc quan thầy mổ, có hồ dễ xiêng thì phải biết liền để xiêng đặng khỏi mất ngày giờ, quan thầy chờ lâu.

2°) Những bàn nhỏ dùng để đỡ mổ.

3°) Tủ dùng để đỡ mổ và đỡ bó.

4°) Một cái đèn hơi hay là đèn dầu hôi Primus, một cái poissonnière, hay là một cái bassine.

5°) Một cái chỗ rửa tay, có lỗ cho nước chảy thông ra.

6°) Những than dặng dựng nước rửa tay.

7°) Những bình pha-ly dặng đựng nước thuốc khử độc, Trên mấy bình ấy dề chữ lớn tên thuốc khử độc và chữ « Poison ».

8°) Những hộp bằng than, dặng đựng đồ bó, những mâm bằng sành dề đựng đồ mổ.

9°) Những dĩa sành đủ thứ kiểu dặng đựng nước và đồ-dơ.

10°) Những bock-laveurs; sợi giây cạo-su và các thứ canules dủ dùng.

11°) Những thùng dặng dựng nước dơ.

12°) Một cái dèn khí dặng rọi, trong khi mổ chỗ sâu.

13°) Một cái máy bắn nước cho trong sạch, một cái *étuve de Poupinel* dề hấp đồ mổ và một cái *Autoclave de Chamberland* dề hấp đồ bó và thuốc chích

§ II.   Công việc làm trong nhà mổ.

Nhà mổ nào kỹ thì có hai cái phòng mổ, một cái phòng dề mổ bịnh sạch và một cái phòng dề mổ bịnh nào có mủ.

Thầy nào coi nhà mổ thì phải giữ kỹ; những đồ vật dụng bên phòng mổ bịnh có mủ, không dặng đem qua bên phòng bịnh không có mủ mà dùng.

Phòng nhà mổ phải giữ cho sạch luôn luôn, dặng khi nào có mổ gấp cho có sẵn.

Bụi trong nhà mổ thì phải lấy khăn nhúng nước thuốc mà lau. Ở dưới gạch cũng phải lấy bùi nhùi mà chùi.

Cách rửa tay dặng mổ. — Mổ (1) hay là bó băng thì phải rửa tay thật sạch, đồ mổ phải hấp kỹ, còn da người bịnh thì

---

(1) Trong việc mổ xẻ phải cho sạch sẽ, tay phải rửa sạch, kềm kéo và đồ bó không có con vi trùng mới dặng. Ấy gọi là *asepsie*. Nếu có vi trùng thì chỗ mổ làm độc và làm mủ. Con vi trùng có cùng hết, ở trong khi trời, trên mặt đất, trên tay, trên mình và mọi vật chung quanh chúng ta.

Những trùng độc là streptocoque, staphylocoque, pneumocoque, bacilles, spirilles, vibrions, vân vân...

Antisepsie nghĩa là có con trùng độc chỗ mổ hay là chỗ lở, phải dề thuốc độc mà giết nó.

phải khử độc. Thầy điều-dưỡng nào giúp quan thầy, phải rửa tay mình cho kỹ, chải tay mình với bàn chải đã hấp nước nấu chính, với savon, móng tay hớt cụt.

Chải và rửa sạch rồi, thì phải nhúng tay vào nước nấu chính đặng cho sạch savon. Kế đó rửa rượu 90 chữ, hay là rửa nước permanganate de potasse và bisulfite de soude tùy theo ý chủ mình bảo (1).

Có nhiều quan thầy nghi tay mình rửa không chắc sạch trùng độc, thì mang bao tay caoutchouc mà mổ.

Cách hấp đồ. — Làm cho đồ mổ trong sạch, không có con vi trùng, thì người ta dùng:

1°) *Sự đốt.* — Rót rượu trên đồ mổ mà đốt, thì cũng đủ sức mà giết hết con trùng độc, nhưng mà đốt thì mau hư đồ thứ nhứt là dao và kéo.

2°) *Luột nước sôi.* — Luột nước sôi đặng chừng 15, 20 phút đồng hồ.

3°) *Hấp bằng Etuve Poupinel.* — Etuve nầy là một cái thùng bằng đồng đỏ có 2 lớp, đặng khi nào sự nóng ở dưới cái đèn lên bao nhiêu thì nó rút vô đỏ hết. Vã lại cái Etuve nầy nó hấp nóng cho tới 160 hay là 180 degrés.

Muốn hấp đồ mổ, thì phải chùi lao cho sạch, để trong hộp bằng đồng, hay là nickel đừng để gòn. Rồi dùi mấy cái hộp ấy vô trong étuve. Lúc mới đốt đèn thì phải mở cửa étuve cho khí trời ra hết đặng khỏi sét đồ. Lưỡi dao và mũi kim may thì phải bao vải thưa đặng khỏi dụng tà mũi trong khi lấy đồ ra mổ.

Như muốn lấy đồ hấp rồi, thì phải lấy cái kềm đốt trước rồi gắp ra.

Những vật phải hấp. — Áo blouse, tabliers, mão của quan thầy và mấy người phụ và champs thì để trong hộp đồng rồi đút vô lò étuve Poupinel đặng hấp như mấy cái instruments vậy. Vải thưa compresses nhỏ và lớn, bông gòn trắng và đen cũng đều hấp bằng étuve.

---

(1) Nói tóm lại, cách quan thầy và mấy thầy rửa tay thì có hai đều khác nhau:

1° Rửa savon và bàn chải cho trôi trùng độc (opération mécanique).

2° Rửa nước thuốc cho chết trùng độc (opération chirurgicale).

Mà người ta cũng hấp bông gòn, vải thưa bằng autoclave de Chamberland cũng được. Như nhà mổ có stérilisateur de Sorel thì dùng cái stérilisateur ấy mà hấp thì lại càng tốt hơn, vì cái stérilisateur nầy hễ hấp rồi, thì khô rồi cũng nội trỏng.

Cách dùng autoclave. -- Chế 2, 3 litres nước, dề giỏ đồ hấp vô, đậy nắp, vặn boulon cho chặt. Đốt đèn lên, một lát nước sôi lên, khí trồi ra cái vòi robinet. Đóng robinet lại, thì cây kim manomètre lần lên 2 atmosphères. Lúc đó dề lửa cháy vậy cho được nửa giờ hay là một giờ.

Nấu nước. — Nước dùng trong nhà mổ, hoặc rửa tay, hay là dề dùng mà làm solution antiseptique thì phải nấu chính đổi ba lần cho con trùng độc chết hết, hay là hấp trong stérilisateur riêng.

Mấy thứ solution antiseptique kể ra sau nầy :

Solution d'oxycyanure de mercure 1/1.000
   »   permanganate de potasse 50/1.000
   »   sublimé   1/1.000
   »   bisulfite de soude   30/1.000

Mấy cái mâm, mấy cái dĩa sâu thì phải chế rượu mà đốt đặng giết trùng độc. Khi đồ nào hấp rồi thì phải đậy kỹ cho khỏi bụi lọt vào.

Sửa soạn mổ.

a) *Trước khi mổ.* --- Bữa trước khi mổ phải tắm rửa người bịnh cho sạch, cho uống thuốc xổ hay là làm lavement (thông khoan) trừ ra quan thầy cấm thì thôi.

Tắm rửa rồi cạo sạch sẽ chỗ mổ, thoa rượu và teinture d'iode rồi bó bande, cấm bịnh đừng mổ, chờ tới mai qua thầy mổ ra mà thôi.

Khi lo sự sạch sẽ cho người bịnh rồi, thì phải lo sự yên ổn cho người bịnh; phải an ủi bịnh nói làm sao cho nó đừng sợ.

b) *Lúc mổ.* — Dồ mổ phải để trên bàn gần quan thầy. Mấy cái thau đựng nước khử độc cũng phải để gần đó, đặng quan thầy và người phụ sự quan thầy rửa tay.

Một thầy điều-dưỡng mặc áo blouse hấp rồi để lo đưa cho quan thầy những món cần dùng, hoặc đưa thêm kềm kéo, hoặc compresses hấp, hoặc chỉ cột, còn một thầy nữa vịnh bịnh, hay là thay đổi mấy thao đựng nước thuốc, đốt thermocautère, vân vân. Trong khi làm mấy việc đó, chẳng nên rờ trong đồ hấp mà làm cho nó dơ đi hay là đụng tay quan thầy.

Còn cầm thao, thì cầm ngoài mé, không được dể ngón tay cái trong thao mà làm cho thao ấy phải dơ

Khi mổ rồi. — Phải chùi phòng mổ và dọn dẹp đâu đó kỹ cang. Đồ mổ thì rửa chùi lau rồi cất. Đồ bỏ bông gòn dùng rồi thì bỏ, đồ vô thùng đem đốt. Đồ nào còn dùng lại được một lần nữa, thì tom góp với áo blouse đem xuống nhà giặt, giặt rồi hấp dùng lại lần thứ nhì.

Nước dơ thì đổ vô cống. Thùng dựng nước dơ thì rửa chùi sạch sẽ.

Xong việc đó rồi thì phải xin đồ thêm, hoặc thuốc men, hoặc bông gòn, hoặc nước thuốc khử độc, vân vân. Mỗi món có sẵn đặng khi muốn mổ nữa thì có đủ đồ mà dùng.

Đem bịnh về giường thì phải để yên, đừng làm rầy, đừng cho chói nắng, coi chừng nó có mửa hay không? Như nó mửa phải để đầu nghiên một bên, đặng nước mửa không xuống cuốn họng; cũng phải coi chừng nó có ra huyết, nó chết giả hay không Đừng cho ăn uống chi hết, coi chừng mạch và cặp thủy; có chuyện chi lạ phải thưa với quan thầy. Coi cho đi đái, đi tiểu và cũng coi chừng nó có lở lưng hay không, có khi phải để nằm giốc giốc, hay là nằm nghiên.

Khi nào mổ mà còn chảy máu hay là chảy mủ, thì phải lót một tấm bố da láng dưới lưng người bịnh, đặng máu mủ không thấm dơ nệm. Khi tấm lót dơ thì phải thay liền và phải lót làm sao khi thay và đổi tấm lót đừng có động địa người bịnh nhiều.

Khoản thứ ba
Pansements et bandages.

Pansement nghĩa là đắp thuốc hay là vật chi trên mặt ghẻ hay là vít tích chi, đặng cho con trùng độc không đến đặng và mau lành.

Sửa soạn làm pansement. — Muốn làm pansement, phải sửa soạn trước những vật sau nầy :

1°) Một cái kéo đặng cắt vải thưa, một cái kềm đặng gắp vải dơ và chậm mặt ghẻ, một cái spatule đặng xút thuốc dán.

2°) Compresses, vải thưa, bông gòn trắng, bông gòn đen hấp, bande vải thưa hay là vải ta cũng đặng.

3°) Những thuốc khử độc, hoặc như teinture d'iode, rượu 90°, eau oxygénée, solution d'oxycyanure de Hg. à 1 1.000 ; permanganate de potasse à 1/1.000 ou 10/1.000, liqueur de Dakin, hoặc thuốc bột như iodoforme, bismuth, charbon, quinquina ; hoặc thuốc dán như Pommade de Reclus, vaseline boriquée.

4°) Những dĩa sâu đặng đựng mủ đồ dơ.

Cách bó pansements. — Trước khi bó phải rửa tay (1), hấp, đốt kềm kéo, rửa mặt ghẻ và xung quanh mặt ghẻ.

Rửa tay. — Phải rửa tay cho sạch với savon, nước nóng, nhúng vào với oxycyanure de mercure, kế đó rửa rượu, để hơi rượu tự nhiên nó khô, chẳng nên lấy khăn mà lau.

Hấp hay là đốt instruments. — Muốn giết con trùng độc phải đốt, nấu, hay là hấp kềm kéo.

Rửa chỗ lở và chung quanh chỗ lở. — Như chỗ lở làm mủ, phải lấy kềm gắp bông gòn nhúng nước thuốc khử độc mà chùi chỗ lở và chung quanh chỗ lở. Nếu chỗ lở hay là vít tích khô, thì phải lấy compresse thấm rượu mà chùi, chùi rồi bó khô hay là bó ướt tùy theo ý quan thầy dạy.

---

(1) Mấy thầy phải biết rằng con trùng độc có cùng hết, nơi tay, cả thân mình và quần áo, nếu vô ý, nó vào được chỗ vít người bịnh, thì nó hại người bịnh.

Móng tay không đặng để dài.

Bó khô. — Bó khô thì phải đễ vải thưa lên, kế đó bông gòn trắng khô và bông gòn đen. Phải chấm teinture d'iode trên mặt ghẽ rồi sẽ bó.

Bó ướt. — Bó ướt thì phải nhúng nước vải thưa đấp lên, nhúng nước bông gòn trắng vắt đấp lên, kế đó đấp bông gòn đen và vải mũ-thung đặng khỏi khô.

Bó theo méthode de Carrel ··· Dùng solution de Dakin. Người ta dùng thứ pansement nầy hồi giặc nhiều lắm, khi nào bị thuốc đạn và giập xương thịt.

Bó thuốc đơn. — Thì dùng Pommade de Reclus, pommade de Menclère.

Bandages (cách bó bande).

Bandage nghĩa là bó bande làm cho khéo và không súc ra.

Cách cuốn bande : Muốn cuốn bande phải xếp 4, 5 bận một cái đầu bande, rồi cuốn tròn nó như một cái ống trục. Người ta cầm cái ống trục ấy trong đầu ngón tay cái và ngón tay trỏ bên trái, còn mình cuốn bande thì đễ nằm trong lòng bàn tay mặt theo như hình chánh văn chữ Langsa, rồi lăn tròn hoài, tới chừng nào hết cuốn bande thì thôi.

Cách bó bande. — Tay mặt thì cầm cuốn bande, tay trái thì niếu đầu bande đễ trên thịt mà quấn. Như quấn bande tại ống quyền, thì cái bande không ôm ống quyền, (chỗ sát chỗ trống.)

Mấy chỗ trống gọi là godet. Muốn khỏi có godet, thì phải làm renversés, theo như hình vẽ trong chánh văn chữ Langsa đó.

Lúc quấn bande, phải quấn cho đều, đừng đặt mạnh, mà làm cho đau người bịnh.

Cách mở bande. — Mở bande phải tom góp trong lòng bàng tay, sợi giấy bande sang tay nầy qua tay kia liền liền.

Mấy cách quấn bande. — Phải coi theo trong chánh văn chữ Langsa thì rõ; mà hễ thấy hình thì nhớ cách quấn bande làm sao.

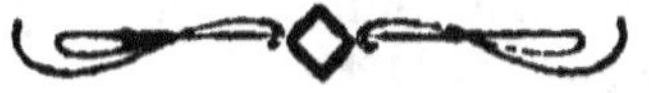

Khoản thứ tư

Cách săn sóc người bị thương tích.

Như có người rủi bị thương tích, ngoài đường, tại sở, hay là tại nhà, thì phải làm sao ?

1°) Hỏi người bịnh và lối xóm.

2°) Xét vit tich. Như chảy máu, nghĩa là có mạch máu nào đứt, như không chảy máu, nghĩa là sưng hoặc là gẩy tay chơn.

3°) Cầm máu, để yên cái chơn hay là cái tay và bó pansement.

4°) Chở người bịnh vô nhà thương hay là về nhà bằng brancard tạm hay là vòng, xe kéo cũng là xe kiến.

5°) Cổi đồ (1) biểu người bịnh nằm chờ quan thầy tới. Cổi áo quần thì phải cổi phía bên mạnh trước, rồi sẽ cổi bên có bịnh sau ; tháo dưỡng chỉ chớ không phải cắt.

6°) Chờ quan thầy, phải coi chừng, như có dấu gì khác, phải nhớ đó đặng quan thầy đến mà nói lại.

Cách nưng đỡ và khiên bịnh bị thương tích. — Muốn nưng đỡ một người bịnh, thì phải kiếm đủ hai người : một thầy điều-dưỡng lòn tay dưới nách, nưng đỡ cái đầu và cái thân mình phía trên, còn một thầy lòn tay dưới lưng và dưới nhượng nưng. thân mình phía dưới, hai người nưng lên một lược. Còn một thầy khác hay là người nào giúp việc đó thì kê cái sề (brancard), rồi hai người một lược đỡ người bịnh nằm trên brancard.

Muốn khiên branard đi, thì cũng phải có hai người khiên ; hai người đứng vô trong gọng brancard, nắm chặt cái gọng brancard, rồi khiên lên một lược, đi đều chơn đặng không lúc-lắc người bịnh mà làm cho người ta phải đau hay là mệt.

I. — Khi bịnh có thương tích chảy máu
phải làm làm-sao ?

Phải nhớ có ba thứ chảy máu : chảy máu mạch máu nhỏ, mạch máu đen và mạch máu đỏ.

---

(1) Cắt áo quần thì mau, nhưng mà nếu người bịnh nghèo thì lấy làm thiệt hại cho người ta lắm.

a) *Hễ mạch máu nhỏ chảy máu thì đè nó một ít lâu, rồi bó chặt, tự nhiên máu cầm. Chẳng nên dùng perchlorure de fer mà cầm máu vì nó làm cho thúi thịt và làm mũ.*

b) *Hễ mạch máu đỏ chảy máu, thì phải lấy ngón tay đè trên mạch máu phía trên chỗ bị vít tay là appliquer un garrot* (1) nghĩa là lấy sợi dây cột trên mạch máu, rồi xổ cây quây riết chặt mạch máu.

a) *Mạch máu đen chảy.* — Thì phải chận phía dưới chỗ vít tích.

Ấy là cầm đỡ mạch máu cho hết chảy; chớ vô nhà thương thì người ta lấy kềm bắt mạch máu rồi lấy catgut cột lại.

II. — Plaies (bị thương tích.)

Có 5 thứ bị thương tích :

1° Đứt thịt, bị đâm chém.

2° Rách thịt, bị cây đánh.

3° Lủng thịt, bị cây nhọn đâm.

4° Bị đạn súng bắn.

5° Bị dập xương (Thuốc súng nổ, hay là bị dập về sự máy móc.)

Sự hiểm nghèo khi bị thương tích.— 1° Chảy máu nhiều.

2° Quần áo hay là đất dòng vô trong thịt làm hại.

3° Làm mũ, sưng đỏ, thúi thịt, nóng lạnh và bị phong đòn gánh.— Bịnh sưng đỏ Erysipèle thì lây lắm.

Bịnh phong đòn gánh. — Thì là bởi con vi trùng bacille de Nicolaïer ở dưới đất, dưới bùng, dưới phân nó chung vào chỗ thương tích mà làm ra bịnh ấy. Muốn cho khỏi bịnh phong đòn gánh, thì phải chích 10^{cme} de sérum anti-tétanique cho mấy người bị vít mà lấm đất, lấm bùng.

____

(1) Cột garrot không nên để quá hai giờ đồng hồ, vì nếu để lâu, thì sợ thúi thịt.

Cách cho thuốc mấy người bịnh thương tích (1). — **Ban** đầu cầm máu, lấy đồ dơ ra. Rửa sạch, chấm teinture d'iode (2) hay là chế ether và bó khô.

Phải chích sérum antitétanique 10^{cmc}.

Cách cho thuốc rắn cắn. — 1° Cột trên cái vít đừng cho nhiễm nọc vô máu.

2° Đốt vít ấy.

3° Bó pansement bằng permanganate de potasse.

4° Chích sérum antivenimeux 20^{cmc}.

Chó điên cắn. — 1° Đốt chỗ vít.

2° Bó pansement khô.

3° Gởi đi Institut Pasteur đặng chích thuốc trừ nọc chó dại.

III. — Brûlures (phỏng lửa.)

Người ta chia sự phỏng ra làm 6 bực :

1° Bực nhứt. — Đỏ da.

2° Bực nhì. — Phồng da.

3° Bực ba. — Cháy da.

4° Bực tư — Cháy da và mỡ.

5° Bực năm. — Cháy da, mỡ và thịt.

6° Bực sáu. — Cháy cả chơn tay.

Cách chữa bịnh phỏng lửa.

1° *Phỏng bực nhứt.* — Thoa vaseline, đặt cataplasme.

2° *Phỏng bực nhì.* — Lấy kéo cắt mấy chỗ phồng da cho chảy nước hết đi, rồi làm pansement với pommade de

---

(1) Khi người bịnh mới bị chém mà còn chảy máu, thì phải may lại.

Những vật của mấy thầy phải sửa soạn thì kể ra sau nầy: Crins de Florence, catgut, soie, kim Reverdin, pince à disséquer, pince à griffes.

Như quan thầy muốn kẹp đính bằng agrafes de Michel, thì phải để : agrafes, pince porte-agrafes và pince à griffes.

(2) Ở bên nước Langsa, nhờ ông lương-y Reclus, bài biểu sự dùng teinture d'iode mà trị vít tích, cho nên bây giờ các quan lương-y dùng teinture d'iode luôn luôn mà làm cho sạch trùng độc mấy chỗ vít tích.

Reclus, huile goménolée, acide picrique. (Như dùng acide picrique, thì nhúng vãi gaze trong acide picrique, rồi đấp trên chỗ phổng, để bông gòn khô mỏng mỏng, dừng để bông gòn đen). Như chỗ phổng làm mủ, thì phải làm pansement humide.

Bây giờ người ta làm pansement bằng Ambrine mà trị sự phổng lửa.

3° *Phổng bực ba.* — Bó pansement như vít lịch thường. Dùng teinture d'iode hay là pommade de Reclus.

IV. — Blessures fermées (bầm, trặc, trật xương, gảy xương).

Bầm. — Làm pansement eau blanche. Như bầm trong ruột, thì đấp nước đá rồi để người bịnh nằm yên.

Trặc. — Bó pansement eau blanche, có pha rượu chồi, và làm massage.

Trật xương. — Phải sửa lại và để cái xương bình yên.

Quan thầy biết cách sửa trật xương mà thôi. Mấy thầy điều dưỡng bó đỡ trong l'écharpe rồi gởi đi nhà thương.

Gảy xương. — Có 2 thứ :

1°) *Gảy xương thường :* Nghĩa là da nó không rách

2°) *Gảy xương khó :* Nghĩa là da rách, làm cho con trùng độc ở ngoài khí trời chung vô chỗ gảy mà làm độc.

Dấu làm cho biết xương gảy. (1)

1°) Cái chon hay là tay cụt và đổi hình.

2°) Đau nhiều chỗ gảy.

3°) Kêu rạo rạo.

Mấy thầy chẳng nên kiếm mấy cái dấu gảy xương, vì hể kiếm thì làm cho người bịnh đau nhiều và có khi làm sự gảy xương dễ trở nên gảy xương khó.

---

(1) Ở đây cắt nghĩa dấu gảy tay chon ; còn bể sọ thì có dấu riêng : hoặc bất tỉnh, hoặc xuội, bại, ra máu lỗ tai, lỗ mũi, bầm trong con mắt, lời óc, vân vân.

Cách đỡ và khiên bịnh bị gẩy xương. — Khi nào mấy thầy muốn khiên bịnh gẩy xương, thì người nào lanh lợi lo cẳng gẩy, một tay nắm trên, một tay nắm dưới kéo thẳng cho cứng. Lúc đó mấy thầy khác, ôm cái thân mình người bịnh rồi đễ trên brancard hay là trên giường. *Cái chơn gẩy đỡ lên trước mà đễ lại sau.*

Khiên bịnh gẩy chơn tay thì phải làm nhẹ và kỹ cang.

Như có khiên đi thì phải lót cái mền, hay là cái gì đặng cho cái chơn không lút lắt.

Còn ngoài đường có bịnh gẩy chơn (1), thì phải bó váng, bó tre hay là nhánh cây gì cũng được, rồi khiên đi. Như không có brancard, thì dùng cánh cửa, cái thang, tấm váng cũng được.

Cách chữa bịnh gẩy xương. — Phải kéo xương cho ngay và đăng tới chừng nào liền xương thì thôi.

Cách kéo xương ngay và đăng, thì là quan thầy được phép làm mà thôi.

Mấy thầy diều-dưỡng lo phụ sự với quan thầy kéo ngay và đăng.

Ban đầu hết, khi kéo ngay rồi thì người ta đễ cái chơn hay là cái tay trong cái gouttières hay là đễ attelles tạm bữa, chờ cho hết sưng rồi mới đặng bó bột.

Trong các việc ấy thì các thầy điều-dưỡng phải sắm sẵn đồ mà giúp quan thầy.

Bó bột. — Bó bột bây giờ các quan thầy hay dùng mà trị bịnh gẩy xương.

Mấy thầy diều-dưỡng phải lo sửa soạn :

1°) Vải Tarlalane, kim chỉ may.

2°) Trải tấm drap trên giường đặng khỏi văn bột.

3°) Một cái thau lớn đặng nhồi bột.

4°) Bột Plâtre de Paris.

5°) Còn đồ phụ tùng thì là dao cạo, vaseline, bông gòn. (chỗ nào có lông thì phải cạo hay là thoa vase-

---

(1) Như xương ống quyền gẩy, thì tốt hơn cột cái chơn đau nhập vô cái chơn mạnh đặng cái chơn kia nó nương đỡ cái chơn nọ.

line đặng không cho dính lông vô bột. Khi bó bột rồi thì phải coi chừng người bịnh, như chỗ bó bột đau thì phải thưa cho quan thầy rõ.

Các thứ appareils dùng đặng trị bịnh gẩy xương. — Trị bịnh gẩy xương, có nhiều thứ appareils, nhưng mà tôi không kể hết trong cuốn sách nầy, vì bổn phận mấy thầy để phụ với quan thầy mà thôi, chớ không phải để mà dạy lại quan thầy hay là tự xứng muốn dùng appareil nào cũng được mà trị bịnh gẩy xương.

Trị bị gẩy xương cái chơn hay là bấp về thì người ta dùng *appareil à extension continue,* để kéo xương ngay hoài, (appareil d'Hennequin hay là appareil en diachylon) cột trên cái róc-rách và kéo gạch ngay cái chơn luôn luôn trong một tháng hay là một tháng rưỡi.

Gẩy xương sống và gẩy xương cốt bằng, thì người ta để người bịnh nằm trong *gouttière de Bonnet,* coi theo cái hình vẽ nơi chánh văn chữ Langsa thì rõ.

Hygiène (Vệ sanh)

Vệ sanh dề chỉ cho người ta tránh các thứ bịnh và làm cho sức khỏe con người và dân trong nước.

Học thuốc, thì dề rõ các thứ bịnh đã sanh ra rồi đặng mà cho thuốc, còn *học vệ sanh,* thì dề tránh trước các thứ bịnh, trước khi nó khởi phát ra *(nghĩa phòng ngừa bịnh).*

Học vệ-sanh thì minh-mông vô cùng, cho nên mấy thầy điều-dưỡng muốn thông thạo nghề-y mình thì phải học cho biết thứ nhứt là cách dề phòng *các chứng bịnh truyền nhiễm.*

Cách đề phòng bịnh truyền nhiễm

Nhờ có ông tiền sanh Pasteur (1) kiếm dược con trùng độc, cho nên bây giờ người ta mới biết đặng các bịnh lây là bởi tại con trùng độc, chớ không phải tại ma quỉ mà sanh ra.

Nhờ kiếm đặng con trùng độc, nên người ta chống cự với mấy bịnh đó được và làm cho nó hết lây.

(1) Ông tiền sanh Pasteur nầy là người nước Langsa, thông-thái đại tài sanh tại thành Dôle ở tỉnh Jura.

Nước Langsa và các nước mới ăn lễ trăm-năm của ngài một cách trọng thể đặng nhắc ngài vì có công khó tìm kiếm các thứ vi trùng mà cứu muôn người khỏi đau ốm.

Cách nửa đời nay, người ta chưa biết con vi-trùng là gì, và không biết tại đâu mà bịnh sanh ra. May nhờ tài trí của ông Pasteur cắt nghĩa và chỉ rõ các thứ bịnh tại nơi con vi-trùng mà sanh ra, hễ giết được vi-trùng thì tự nhiên hết bịnh truyền nhiễm.

Hồi trước quan thầy không giám mổ nhiều vì hễ mổ đâu thì làm mủ và chết đó. Từ khi ông Pasteur kiếm được vi-trùng và dạy cách trừ vi-trùng thì bịnh mổ ít chết.

Cũng nhờ ông tiền sanh Pasteur kiếm được con vi-trùng bịnh máu sảng-hậu và bịnh ầu tả con nít, làm cho đờn bà đẻ bây giờ ít chết và con nít ít hao.

Mấy thầy phải biết cách vệ sanh và cách phòng ngừa, đặng trước hết mình khỏi bị lây mà thiệt hại cho mình, sau nữa không lây cho kẻ khác.

Vậy hễ khi nào có bịnh truyền nhiễm, thì phải bỏ riêng người bịnh, phải giết trùng độc, chích thuốc trồng trái và chích thuốc phòng ngừa.

§ I. — Bịnh ho lao, ho tổn (1)

Bịnh ho lao là một chứng bịnh lây nhiều, sanh bởi một thứ vi trùng kia gọi là *bacille de Koch*. Giống vi trùng nầy sống giai lắm và ở trong đàm của mấy người bịnh ho lao. Bacille de Koch ở cùng hết, trong nước, dưới đất, quần áo, trên tay người bịnh ho lao. Hễ khi nào người bịnh ho nhổ dưới đất, thì ít lâu đàm khô, con vi trùng ho lao bay theo bụi. Nếu người nào hít bụi ấy vào thì bị ho lao.

Cách để phòng bịnh ho lao. — 1°) Bắt mấy người ho lao ở riêng ra, và hễ sanh con ra, thì phải đem thằng nhỏ ra khỏi nhà lập tức, vì nếu ở chung, sau nó phải bị lây.

Như để riêng người bịnh ho lao không được, thì phải để một ít người đặng giữ người bịnh ho lao chẳng nên ở đông.

---

(1) Bây giờ người ta lo mà trừ bịnh ho lao, vì người ta đã rõ rằng bịnh nầy làm hại con người nhiều lắm. Làm cho hết cửa nhà rồi mới chết. Cũng có kẻ bị ho lao mà hết được, nhưng mà phần nhiều chết nhiều hơn. Mà trước khi chết thì đã chạy thuốc và tốn hao hết sức. Khi nào bịnh ho lao vào nhà tầm thường, thì sự nghèo đã thấy tới. Trước hết sức lực đã tiêu mòn, sau lại tiền bạc thổn mòn, ăn uống thất thường, ở nhà chật hẹp vì hết tiền, không dám mướn nhà rộng mà ở, phải ở dơ dáy, phải ráng sức làm thêm, con cái bỏ liều, nhà nào người cha bị ho lao, thì cả họ đều mang bịnh. Bởi nghèo nàn nên mới ra ho lao, ho lao lại sanh ra nghèo nàn, trở đi trở lại hoài.

Các nước giáo hóa thuần tục như nước Langsa, Ăn-lê, Huê-ký, vân vân, bây giờ hiểu rõ sự hại của bịnh ho lao, nên kiếm thế mà trừ bịnh ấy cho dân khỏi mang hại. Nhờ sự ấy cho nên dân-cư trong các xứ đó chết ít.

Xứ Nam-kỳ và các thuộc địa Langsa cũng sẽ bắt chước gương ấy mà trừ bịnh ho lao.

2°) *Buộc người ho lao nhổ nước miếng vào ống nhổ có nước thuốc* (1) lessive de soude 10 %, sulfate de cuivre 5%, crésyl 50 pour 1.000, savon désinfectant. Còn ống nhổ, thì bỏ vô nước sôi mà nấu nó.

3°) Quần áo người bịnh phải nấu hay là hấp. Đồ cần dùng (đũa, chén, bát) phải để riêng một mình người bịnh dùng mà thôi.

4°) *Cấm không đặng quét nhà bằng chổi thường hay là dùng chổi lông gà* vì quét bằng chổi thì bay bụi, làm cho kẻ khác hít bụi ấy độc. Phải lau nhà bằng dẻ nhúng nước crésyl hay là xối nước rửa mà thôi, đặng cho bụi không bay lên khỏi mặt đất.

II. — Bịnh ban bạch (fièvre typhoïde)

Bịnh nầy cũng hay lây vậy; thường uống nước sống nên nó sanh bịnh nầy. Bịnh ban nầy sanh ra bởi con trùng độc bacille d'Eberth. Thường nó ở trong ruột. Mấy người đau ban lây bởi tại phẩn và nước tiểu.

Cách đề phòng. — 1° Bỏ riêng mấy người bị bịnh ban bạch trong một cái phòng.

2° Phải để bình tiểu mà đựng nước tiểu, để bình tiểu đặng đựng phẩn của mấy người bị ban. Rồi trước khi đổ vô cầu tiêu phải chế nước thuốc mà khử độc: crésyl, sulfate de cuivre, lait de chaux.

3° Áo quần phải ngâm nước thuốc trước khi giặt.

4° Chích thuốc đề phòng bịnh ban bạch; thường người ta dùng thuốc chích nầy trong thành săng-đá (caserne).

III. — Bịnh kiết (dysenterie)

Kiết cũng bởi uống nước sống mà sanh ra. Có hai thứ kiết: kiết mà nóng lạnh kêu là *dysenterie bacillaire* sanh bởi con bacille; còn kiết không nóng sanh bởi con *amibe*. Hai thứ vi trùng nầy ở trong phẩn người bịnh kiết, cho nên mấy người kiết lây bởi tại phẩn.

---

(1) Chẳng nên dùng sublimé mà chế trong đàm của bịnh ho lao vì sublimé không thấm tới con trùng độc ho lao mà giết nó.

Cách đề phòng :

1º Để riêng người bị bịnh kiết trong một cái phòng.

2º Dễ bình tiểu cho người bịnh đi sông, đậy nấp kỹ và chế nước thuốc khử độc rồi mới đổ.

3º Khử độc quần áo.

IV. — Bịnh thiên thời (choléra).

Bịnh nầy truyền nhiễm nhiều, lây bởi uống nước sống và sanh bởi thứ trùng độc kia gọi là *vibrion cholérique hay là bacille virgule.* Con vi trùng nầy ở trong phẩn cho nên bịnh thiên thời lây bởi tại phẩn.

Cách đề phòng :

1º Để người bịnh bị thiên thời trong một cái phòng riêng, hay là nhà thương riêng.

2º Phải dễ đồ cho người bịnh mửa và đi sông. Phải chế nước thuốc trong bình tiểu đặng khử độc rồi đổ vô nhà tiêu.

3º Quần áo người bịnh thì phải bỏ nước thuốc mà ngâm hay là nấu cho chết trùng độc rồi sẽ giặt. Đồ nào dơ quá thì phải đốt.

4º *Chích thuốc trừ bịnh thiên thời.* — Chích thuốc trừ bịnh thiên thời thì phải nấu kim, seringue và thoa thuốc teinture d'iode nơi da người ta cho kỹ, cũng như chích thuốc thường vậy.

Muôn phòng ngừa các bịnh tại uông nước sông mà sanh ra như là ban bạch, kiết, thiên thời, thì phải uống nước nấu chính hay là dùng nước lọc, và phải giết ruồi vì nếu nó đậu trên phẩn rồi té trong đồ ăn thì nó lây bịnh.

V. — Bịnh hạch (Peste).

Bịnh nầy truyền nhiễm nhiều, sanh bởi một thứ trùng độc kia gọi là *bacille de Yersin* (1), con vi trùng nầy ở trong mau người bịnh, mà thứ nhứt là ở trong mấy cục hạch.

----

(1) Ông lương-y Yersin là quan quản-đốc Institut Pasteur ở Nha-trang và Institut Pasteur ở Đông-pháp. Ông tiềm kiếm được con vi trùng bịnh hạch hồi năm 1894.

Nó lây bởi con bò chét cắn chuộc bị bịnh hạch rồi con bò chét cắn lại người ta.

Cách dề phòng. — 1° Dề người bịnh hạch trong một phòng riêng hay là trong nhà thương riêng.

2° Chích thuốc người lối xóm và những người săng sóc bịnh, đặng phòng ngừa bịnh ấy 10^{cmc} de sérum anti-pesteux (1) và un centimètre cube de vaccin antipesteux (lymphe de Haffkine). Phải làm kỹ cũng như chích thuốc thường vậy.

3° Chỗ người bịnh nằm phải xông hơi acide sulfureux (dốt diêm sanh 70 grammes một mètre cube d'air hay là dùng appareil Clayton). Dùng vapeur de formol cũng được.

4° Quần áo chiếu mền phải khử độc.

5° Phân, đàm, nước tiểu của người bịnh, thì phải dựng trong bình riêng và phải chế nước thuốc khử độc trước rồi mới đổ.

6° Phải giết chuột. Ở dưới tàu hàng hóa người ta xông appareil Clayton mà giết chuột và bò chét.

Cái appareil Clayton nầy làm một cách khôn-khéo hết sức, vì hễ đốt diêm sanh bao nhiêu, thì hơi acide sulfureux chung vào trong phòng hay là trong tàu hết, không mất đi chúc nào, và xông hơi đặng nhiều nữa.

VI. — Bịnh trái trời (variole)

Bịnh nầy cũng lây vậy. Con trùng độc sanh bịnh trái trời kiếm chưa được.

Cách dề phòng. — Phải trồng trái hoài, thì dàn sự khỏi sanh bịnh ấy.

Như bịnh xảy ra thì phải :

1° Dề người bịnh riêng.

---

(1) Sérum antipesteux làm bằng máu con ngựa có chích con trùng độc bịnh hạch làm cho máu ấy chống cự với bịnh hạch được.

Sérum antipesteux, dề dùng hai cách : dề ngăn ngừa bịnh hạch (chích 10 ^{cmc}) và dề trừ bịnh hạch (chích 60 à 100 cmc).

2° Xông độc chỗ người bịnh nằm và khử độc (1) quần áo và đồ vật dụng.

☆☆

Trồng trái. — Trồng trái người ta dùng 2 thứ giống: *giống người ta* hay là *giống loài thú.* Giống người không tốt vì nó lây bịnh tiêm la và ho lao. Nên người ta thường dùng giống loài thú. Người ta cạo phía bụng con bò con hay là con trâu con cho sạch sẽ, rồi người ta cắt da nó mà dắm giống. Chừng 5,6 ngày giống mọc, người ta cạo và trộn với glycérine, bỏ vô ống ve nhỏ đề mà dùng.

Phải ngâm nước đá cho khỏi nóng giống mà làm chết giống đi.

Cách trồng trái. — Tay trái căng da trên cánh tay hay là dưới bắp vế. Còn tay mặt cầm ngòi viết trồng giống, lấy một chai giống, rồi rạch trên da 3 rạch đừng cho chảy máu nhiều, nó trôi giống đi.

Phải để mười phút đồng hồ sẽ bận áo vô.

Đủ 7 bữa như giống mọc, thì nó mọc mục có mủ.

Trồng trái (2) làm cho người ta khỏi bị trái trời trong chừng 6 năm hay là 10 năm mà thôi. Cho nên con nít nhỏ phải trồng trái ; 10 tuổi phải trồng lại ; chừng đến 20 tuổi cũng phải trồng lại nữa

Trong Đông-pháp có lề luật buộc ai ai cũng phải trồng trái. (Lời nghị quan Toàn-quyền ngày 27 mars 1912.)

---

(1) Trong nhà thương nào có máy xông độc (étuve à désinfection) thì phải dùng máy ấy mà khử độc áo quần, chiếu mền và nệm.

Cái étuve à désinfection sous-pression, Genest-Herscher thì là thường dùng hơn hết là vì sự nóng nó vô tới trong chính giữa nệm mà giết trùng độc.

(2) Cách chưởng đậu nầy là nhờ có ông Jenner làm quan lương-y xứ Ăn-lê tiêm ra. Hồi năm 1796, ông có ý dòm thấy những người bị bịnh Vaccine của con bò không khi nào bị trái trời. Nên ông lấy mủ của một người bị bịnh ấy mà trồng trên cánh tay một đứa nhỏ kia, rồi cách hai tháng sau, ông lấy nọc trái trời mà dắm cho nó, té ra nó không bị bịnh trái trời chúc nào. Nhờ sự đó bây giờ mới có trồng trái.

VII. — Bịnh yết hầu (Diphtérie).

Bịnh nầy lây, sanh ra bởi một con vi trùng độc kia gọi là *bacille de Loëffer*. Con vi trùng nầy ở trong mấy cái vảy đóng trong cổ, trong nước miếng, trong đàm ở cổ ; nó lây đứa con nít nầy cho đứa con nít kia. Bụi, quần áo, sách vở cũng lây vậy.

Cách đề phòng. — 1° Để riêng người bịnh, đừng cho con nít tới đó, chừng nào coi ống giòm đàm ở trong cổ và ở lỗ mũi mà hết còn trùng độc, thì mới thôi để riêng người bịnh.

2° Những đồ dùng của người bịnh ; chén bác, quần áo, đồ chơi, sách vở phải khử độc. Đàm trong cổ phải đựng trong ống nhổ bỏ thuốc khử độc, không nên nhổ dưới đất và trong khăn mouchoir.

3° Buộc mấy người ở chung phải súc miệng với cau iodée.

4° Chích thuốc đề phòng 5 à 10^{cmc} de sérum antidiphtérique.

VIII. — Bịnh cứng xương sống (Méningite cérébro-spinale).

Bịnh nầy lây và sanh ra có mùa, sanh bởi một con vi trùng kia gọi là *Méningocoque*. Thứ vi trùng nầy ở trong lỗ mũi và trong cuốn họng của mấy người bị bịnh méningite cérébro-spinale và mấy người lân cận của người bịnh.

Bịnh nầy lây bởi đàm và mũi lúc người bịnh nói chuyện hoặc ho và nhảy mũi.

Cách đề phòng. — 1° Tiềm kiếm và để riêng mấy người có con vi trùng trong cổ.

2° Buộc kẻ ở gần người bịnh phải súc miệng hay là thoa thuốc glycérine iodée trong cổ.

IX. — Ban đỏ (rougeole).

Bịnh ban nầy lây lắm, khi người bịnh còn sổ mũi và ban chưa lộ ra.

Con vi trùng ban đỏ chưa kiếm đặng.

Bịnh nầy lây tại nước mắt, nước mũi, và đàm trong cổ, nó lây tại ở gần, hay là quần áo, và tại đồ chơi của người đau ban.

Cách đề phòng. — 1° Để riêng người đau ban và đừng cho ra gió lạnh mà mang bịnh ho.

2° Những đồ cần dùng : sách, đồ chơi, quần áo phải khử độc.

Tuy là nhà nước buộc phải khử độc, chớ người ta biết rằng khử độc không ít gì, vì con vi trùng ban đỏ không sống lâu.

X. — Bịnh ho nóng (grippe).

Bịnh nầy lây, sanh bởi một thứ vi trùng riêng gọi là *bacille de Pfeiffer*. Con vi trùng nầy ở trong đàm, trong mũi người bịnh và lây bởi hơi thở.

Cách đề phòng. — 1° Để riêng người bịnh grippés.

2° Buộc mấy người ở gần người bịnh, súc miệng bằng nước thuốc, eau salée, eau oxygénée, permanganate de potasse và hít thuốc huile goménolée.

3° Buộc bịnh nhổ nước miếng trong ống nhổ đựng thuốc.

4° Cấm không đặng quét nhà và làm cho bay bụi ; phải lau nhà mà thôi.

XI. — Bịnh phung cùi (Lèpre).

Bịnh nầy lây, sanh bởi một thứ vi trùng kia gọi là *bacille de Hansen*, giống như con vi trùng ho lao. Con vi trùng nầy ở trong nước mũi, trong nước miếng, đàm và mủ trong mấy chỗ lở.

Nó lây vì ở lân cận hay là có rệp, có muỗi nó cắn người cùi rồi cắn người khác.

Cách đề phòng. — 1° Buộc mấy người cùi phải ở nhà luôn luôn. Như nó không chịu hay là không thể ở nhà được, thì phải bỏ vô nhà thương cùi.

2° Con của mấy người cùi phải bỏ riêng, nếu không thì nó sẽ bị lây, cũng như bịnh ho lao vậy. Con mấy người cùi đặng học chung một trường với kẻ khác, nhưng mà phải coi chừng nó có sanh bịnh hay không ? Hễ sanh bịnh cùi thì phải để riêng.

XII.— Máu sảng-hậu (Infection puerpérale).

Bịnh lây nầy thì về bịnh đờn-bà đẻ; tại con trùng độc nhập vô trong tữ-cung lúc đẻ. Có nhiều thứ vi trùng sanh bịnh sảng-hậu, mà thứ nhứt là con streptocoque, nó khởi sự sanh ra trước rồi nó mới nhập lũ với staphylocoque, coli-bacille và gonocoque mà thêm bịnh.

Cách đề phòng. — 1° Trước khi đẻ phải rửa cửa mình cho sạch.

2° Quan thầy và mụ phải thăm cái tử-cung ít vậy, và phải rửa tay cho sạch rồi mới thăm đẻ.

Nếu như người đờn bà bị máu sảng hậu rồi thì phải :

1° Để trong phòng riêng.

2° Quần áo, chiếu mền và phòng người bịnh phải khử độc (1).

3° Khi dùng đồ instruments đề rửa mấy người đờn bà bị máu sảng-hậu rồi, thì phải hấp lại cho kỷ.

4° Bông gòn, vải gaze dùng cho mấy người đó thì phải đốt đi.

☆☆

Trong cách phòng ngừa bịnh truyền nhiễm, nhứt là bịnh thiên thời, bịnh hạch, trái trời, bịnh ban bạch, bịnh cứng xương sống và bịnh yết hầu. Khi mầy thấy gặp bịnh ấy thì phải khai cho quan trên rõ. (Theo luật ngày 15 février 1902.)

Cách phòng ngừa cho mấy thầy điều dưỡng khỏi lây bịnh.

Khi nào rờ người bịnh lây hay là vô phòng người bịnh ấy, thì phải nhớ rửa tay với savon, chải bàn chải và nhúng trong sublimé hay là rửa rượu 90° hay là rượu pha iode.

---

(1) Khử độc nghĩa là désinfection (giết trùng độc). Sự khử độc là một cách trọng hệ trong vệ-sanh nhờ désinfection nên bịnh ít lây và ít truyền nhiễm.

Isolement (để riêng) không đủ sức mà làm cho bịnh hết lây. Phải có isolement và désinfection thì mới hết bịnh truyền nhiễm.

Hấp kỷ (stérilisation) thì dùng trong về sự mổ xẻ, trong milieux de culture.

Phòng ngừa (đề phòng), nghĩa là prophylaxie.

Mấy thầy điều dưỡng phải mặt áo blouse và tablier đặng khỏi dính còn trùng độc vào mình. Áo blouse và tablier ấy phải để luôn luôn trong trại bịnh lầy đó không được đem ra ngoài.

Chẳng nên ăn cơm chung trong phòng với người bịnh.

Khi người bịnh mạnh hay là chết phải làm làm sao ?

1° Cái nào không đáng để hay là dơ nhiều phải đốt.

2° Quần áo ngâm và hấp étuve.

3° Rửa nhà sạch sẽ với carbonate de soude hay là potasse, savon noir và chlorure de chaux 10 grammes pha một litre nước, eau de Javel hay là solution de crésyl 50 pour 1.000.

4° Khử độc cái phòng.

5° Quét nước vôi trên vách tường (lait de chaux 20 pour 100).

VIII. — Bịnh bị loại côn-trùng sanh ra.
(*Maladies parasitaires*).

Đây tôi cũng nói tiếp theo các thứ bịnh côn-trùng sanh ra.

1°) *Bịnh ghẻ ngứa.* — Bịnh nầy sanh ra bởi con *sarcopte*, nhỏ nhỏ đủ ngó thấy. Con sarcopte chung trong da, cày đường trong gia, mà đẻ trứng, làm cho mọc mục, có khi có mủ, ngứa lắm, thứ nhứt là ban đêm.

Bịnh ghẻ ngứa lây lắm, lây vì ở gần, hay là lây bởi quần áo, chiếu mền người có ghẻ.

Quan thầy và mấy thầy điều-dưỡng hay bị lây vì tại săng-sóc thường mấy người bị bịnh ghẻ. Cho nên khi nào rờ-rẩm mấy người có ghẻ thì phải rửa tay cho kỹ.

Có hai cách trị bịnh ghẻ. 1°) Cách thứ nhứt gọi là *frotte* ; 2°) Cách thứ nhì gọi là traitement de Milian.

1° *Làm frotte* phải làm như vầy :

1° Phải tắm savon đen hai là savon thường cùng mình hết với nước nóng, chà mạnh mấy chỗ ngứa đặng rách mấy đường cày trong da.

2° Khi tắm rồi, phải lao khô rồi xứt thuốc dán *Pommade d'Helmérich* cùng mình, để vậy đủ 24 giờ (đừng chùi trước khi bận áo).

3° Đủ 24 giờ, thì tắm savon lại mặc quần áo khác.

Như cần dùng tắm ghẻ lại nữa, thì chờ hai ngày mới tắm lại.

Phải hấp quần áo và tấm phủ giường rồi mới giặt.

2° *Traitement de Milian.* — Bây giờ người ta dùng *Traitement de Milian* nhiều hơn. Phải xứt thuốc dán Milian luôn hai ngày, cứ mặc một bộ quần áo đó, không cần phải thay. Qua bữa thứ nhì 12 giờ sau khi xứt thuốc dán lần thứ nhì, thì đem người bịnh đi tắm, thay quần áo và hấp hết quần áo của nó.

Phải hấp quần áo chiếu mền cho kỹ, vì nếu xứt thuốc dán kỹ mà bịnh ghẻ có hoài, ấy là tại quần áo khử độc không kỹ, làm cho bịnh lây trở lại.

2°) *Bịnh bị loài côn-trùng sanh ra.* — Có nhiều thứ côn-trùng. Nhưng mà thứ côn-trùng người ta thường thấy là : con rệp, con bò-chét, con chí. Mấy thứ côn-trùng nầy cắn người ta và làm cho lây mấy bịnh truyền nhiễm như bịnh hạch, bịnh nóng vàng da (fièvre récurrente),

Ít người tránh khỏi mấy loại côn-trùng ấy, duy có cách ở sạch-sẽ (sạch-sẽ trong mình, sạch-sẽ nhà cửa) theo phép vệ-sanh thì tránh nó mới đặng.

Lúc có bịnh truyền nhiễm thì phải giết các thứ con-trùng ở trong nhà hay là trong quần áo chiếu mền, hoặc hấp, hoặc nấu trong nước sôi, hoặc nhún trong thuốc khử độc.

3°) *Bịnh bị loài trùng ở trong ruột.* — Loài trùng ở trong ruột thì nhiều. Mấy thứ trùng ấy kể ra sau nầy :

a) *Con sáng lãi*, hình tích giống như con trùng đất ;

b) *Con lãi kim*, trắng, nhỏ bằng cây-kim nên gọi là lãi kim, thứ lãi nầy ở chỗ hậu môn.

c) *Con lãi nhỏ* gọi là *Ankylostome*, nó cũng giống như lãi kim mà nó ở trong ruột non nơi khúc gần bao-tử (duodénum).

d) *Con sén*, con sén thì trắng, dẹp, giống như xơ mít giải

10 thước, có khúc, có mắc. Nó ở trong ruột non và lâu lâu nó theo phần mà ra từ đoạn.

Người ta có các thứ sáng lãi, lãi kim và ankylostome ở trong bụng là tại trứng loài trùng ấy trộn-trạo với đồ ăn và nước uống vô trong bụng mà sanh ra.

Sên thì có hai thứ sên bò, và sên heo. Hễ ăn thịt bò và thịt heo có trứng sên và thịt ấy còn sống thì nó sanh sên ra.

Muốn khỏi bịnh sên lãi thì đừng ăn rau, trái cây tươi phần người ta và đừng ăn thịt bò thịt heo còn sống.

4°) *Côn-trùng ở trong máu.* — Có một thứ côn-trùng nhỏ ở trong máu, nó sanh ra *bịnh nóng lạnh (rét)* gọi là *hématozoaire de Laveran.* Ông Laveran nầy là một người thông-thái ở nước Langsa.

Bịnh rét nầy lây bởi một thứ muỗi kia gọi là *anophèle.* Con anophèle thì khác hơn con muỗi thường (*culex*) là vì mình nó nhỏ và mỗi khi nó cắng người ta, nó đậu đứng, chăm cái vòi nó vô thẳng trong da, chớ nó không có đậu xuôi như con culex vậy. Con anophèle thường thường bay ban đêm, còn ban ngày nó trốn trong chỗ tối.

Thứ nhứt là con muỗi cái nó cắn người ta mà hút máu.

Con muỗi cái đẻ 50 hay là 150 trứng trên mặt nước ao, vũng hay là bùng ước. Trứng ấy nở mà sanh ra con lăn-quăn, con lăn-quăn ấy thành trở lại con muỗi (có cánh).

Thứ muỗi nầy mỗi khi nó cắn người bịnh rét, nó hút máu và con hématozoaire vô bao tử nó. Khi con hématozoaire đực và con hématozoaire cái vô bao tử con muỗi rồi thì nó giao-cấu nhau, nhập cục lại làm một cái kyste, chung vô paroi bao tử muỗi, chờ đủ sáu bảy bữa rồi mới bể đặng sanh ra nhiều con sporozoïtes nhỏ, con sporozoïtes nầy chung vô chỗ đựng nước miếng con muỗi; hễ con muỗi ấy nó cắn người ta, thì nó nhểu nước miếng làm cho con sporozoïtes nhập vào trong máu người ta mà sanh ra hématozoaire.

Cách phòng ngừa bịnh rét. — 1°) *Phải kiếm thế đừng cho muỗi sanh sảng ra nhiều,* phải lấp ao, hồ và các vũng nước làm cho muỗi ở và đẻ không được. Như không thể lấp ao, hồ thì phải giết con muỗi hồi còn con lăng-quăng, phải chế dầu hôi hay là trộn lộn dầu hôi và dầu goudron (dầu con ráy) mà chế trên mặt nước, đặng cho mấy con lăng-quăng thở không được mà chết ngộp.

2°) *Phải dùng màng đặng muỗi khỏi cắn* và bao lưới mấy cái cửa sổ đặng muỗi không vô nhà. Cũng phải *uống quinine chặn trước*, uống 0, 25 ctgr. mỗi ngày. Nếu uống quinine trước mà chặn bịnh rét không được, ngày sau dầu cho bịnh rét có phát lên đi nữa thì nó cũng nhẹ hơn là kẻ không uống quinine.

Đoạn thứ iii.

Notions usuelles de Pharmacie
(Việc bào chế thuốc).

Việc bào chế thuốc thì công khó nhiều và phải học lâu mới biết. Mấy thầy điều-dưỡng phải học đủ biết mà phân biệt món thuốc nầy lại với món thuốc kia, chớ không cần gì học nhiều như mấy ông thầy bào chế.

Mấy món thuốc (1) phải để cho có thứ tự trong tủ riêng hay là cái kệ riêng dặng khi nào có cần dùng thì kiếm cho mau. Thuốc độc thì đề nhãn đỏ và phải để trong tủ riêng, một người giữ chìa khóa mà thôi, còn thuốc uống thì đề nhãn trắng.

Trong việc làm thuốc, phải theo cân lường của quan thầy định ; cách cho uống và giờ cho uống phải tuân theo lời quan thầy. Trước khi dùng món thuốc gì phải đọc hai bận đặng coi có phải hay không? kẻo lộn thì hại cho người bịnh.

Như người bịnh uống thuốc mà khó chịu, hay là uống lỡ nhiều quá, làm như phạm thuốc, thì phải thưa cho quan thầy rõ, và lúc quan thầy chưa đến, phải nghĩ cho thuốc đó và sửa soạn đồ đặng rửa bao tử.

Ở nhà thương, thường thường làm thuốc cho bịnh uống đủ hai mươi bốn giờ mà thôi. Mấy thầy điều-dưỡng phải nhắt nhở và cho bịnh uống thuốc cho hết.

Ví dụ như quan thầy cho một người bịnh kia một món thuốc, mà nó uống không hết hay là nó dấu dưới đầu nằm, quan thầy không hay, tưởng nó uống thuốc mà bịnh không giảm, cho uống món thuốc đó thêm, lúc đó nó lại uống thuốc của nó dấu ở đầu giường nữa làm cho nó uống quá cân lường thì làm sao cho khỏi hại đặng?

---

(1) Vị thuốc là những vật để dùng mà trị bịnh.

Các vị thuốc thì lấy trong ba loại :

1o) Loại thú vật, như các sérum, lấy máu ngựa làm ra ; gan, trứng thú, vân vân, cũng để làm vị thuốc.

2o) Loại thảo mộc, người ta dùng lá cây, bông cây, vân vân...

3o) Loại ngũ-kim, như thủy, sắc, thạch-tín, vị-sang, vân vân...

Trong nhà thương cũng có người bịnh dấu thuốc để dành mà tự-tữ. Nên mấy thầy phải coi chừng về sự ấy.

Cách dùng mấy món thuốc hay cần dùng.

(Coi theo chánh văn chữ Langsa mà dùng).

Acide borique. — Để làm eau boriquée 40 grammes pour un litre.

Acide lactique. — Để cho con nít uống trừ bịnh đi tiểu xanh và cho người lớn uống trong bịnh thiên thời. Coi theo trong chánh văn chữ Langsa mà học formule potions.

Acide phénique. — Dùng làm solution phéniquée để mà xông.

Acide picrique. — Để dành làm solution bó phỏng lửa, phỏng nước sôi.

Teinture d'aconit. — Để dùng trị bịnh ho.

Adrénaline (solution au 1/1.000) Để cầm máu, chích thuốc làm cho khỏe và uống cho khỏe.

Alcool (rượu). — Để rửa tay và làm potion de Todd trị bịnh mệt.

Acétate d'ammoniaque. — Để trị mấy bịnh mệt.

Antipyrine ou analgésine. — Để trị bịnh nhức đầu, nóng lạnh và cầm máu.

Aspirine. — Để trị bịnh nhức mỏi.

Belladone (teinture). — Để trị bịnh ho

Benzoate de soude. — Để khạc đàm.

Sous-nitrate de bismuth. — Để trị bịnh ỉa chảy.

Bromure de potassium. — Để làm cho ngủ và để trị bịnh kinh phong.

Cocadylate de soude. — Thuốc bổ để chích. Thường dùng solution au litre de 5/100' nghĩa là trong 100gr. de la solution thì có 5 grammes thuốc và 100gr. nước distillée.

Caféine. — Để làm bổ trái tim khi trái tim yếu.

Calomel. — Để uống xổ độc.

Chloral. — Để làm cho ngủ và để trị bịnh kinh phong, đòn gánh, nói sảng.

Chlorate de potasse. — Để ngậm khỏi đau răng.

Chloroforme. — Đễ cho thuốc mê và làm eau chlorofor-mée, dùng trị bịnh đau bụng, đau bao tử.

Ether. — Thuốc éther nầy hay bay hơi lắm và gần lửa thì cháy, cho nên chẳng nên đốt cái gì gần éther mà phải cháy nhà.

Đễ uống khỏe và chích khỏe.

Euquinine. — Trị bịnh nóng rét cho con nít vì nó không đắng.

Protoxalate de fer. — Uống cho có máu, thường dùng với thuốc bột quinquina.

Glycérophosphate de chaux. — Thuốc uống bổ xương.

Iode métallique. — Đễ làm teinture d'iode 1/10, thường dùng trong nhà thương. Lấy một cái ve, cân 10 grammes iode, lấy giẻ cột iode lại, đổ 100gr. rượu vô ve, đễ iode phớt trên mặt rượu, một ít lâu iode tang hết, thành ra teinture d'iode.

Iodure de potassium. — Thuốc đặng trừ bịnh tim la, đau trái tim và mạch máu. Uống lúc ăn cơm tốt hơn.

Poudre d'ipéca. — Thuốc mửa.

Laudanum. — Đễ làm cataplasme laudanisé, làm lavement laudanisé và uống đau bụng.

Elixir parégorique. — Đễ uống về bịnh đau bụng, uống một ngày 4 gr. hay là 20 gr.

Chlorhydrate de morphine. — Đễ làm sirop de morphine và làm solution de morphine đặng chích.

Pyramidon — Cũng dùng như antipyrine, nó ít độc hơn antipyrine.

Quinine. — Thuốc rét. Người ta dùng 2 thứ quinine:

1°) Sulfate de quinine đễ uống.

2°) Chlorhydrate de quinine đễ chích.

Poudre de quinquina. — Thuốc bổ.

Extrait de quinquina. — Là vị thuốc bổ đễ dùng làm potion uống một ngày 1 gramme hay là 4 grammes.

Salicylate de soude. — Đễ uống nhứt mỏi.

Santonine. — Thuốc sảng lãi. Uống nó rồi phải uống dầu xổ. Rày phân và đếm coi người bịnh sổng ra mấy con lãi.

Bicarbonate de soude. — Để dùng cho nó ít chua trong bao tử.

Sulfate de soude. — Thuốc xổ múi, phải uống bụng đói sớm mai.

Liquide de Dakin ou *solution chirurgicale d'hypochlorite*. — *Cách làm liquide de Dakin*. — Phải làm như vầy :
Cân cho đúng : Chlorure de chaux 184 grammes.
Carbonate de soude 92 grammes.
Bicarbonate de soude 76 grammes.

1°) Bỏ vô một cái ve lớn chlorure de chaux và 5 litres nước lạnh. Lắc cho mạnh nhiều lần và để như vậy đủ 12 giờ.

2°) Lúc đó, cũng bỏ carbonate và bicarbonate de soude vô trong 5 litres nước lạnh đựng trong một ve riêng đặng làm cho hai vị thuốc đó tang đi.

3°) Khi hai vị thuốc đó tang rồi thì đổ nó nhập vô trong chai đựng chlorure de chaux.

4°) Lắc cái ve cho mạnh đặng trộn thứ thuốc cho đều.

Để vậy một ít lâu cho carbonate de chaux lóng xuống đáy ve.

5°) Đủ nửa giờ, thì hút nước ra và lược qua ve khác, ấy là liquide de Dakin trong.

Phải để nó trong tối đặng nó không hư.

Sulfonal — Thuốc ngủ.

Théobromine. — Thuốc uống đái nhiều.

Terpine. — Thuốc uống cho đàm ra nhiều.

Thymol. — Thuốc về bịnh sên và ankylostome. Uống nó phải uống xổ múi 30 grammes. Đi sống trong bình tiểu và rây phẩn đặng coi có sên và ankylostome ra hay không?

Urotropine. — Thuốc dễ uống làm nước đái tốt, có trùng độc bao nhiêu trong máu nó trừ cũng được.

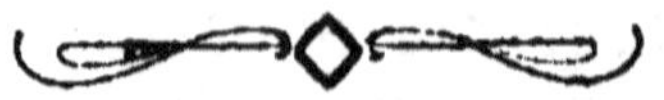

Đoạn thứ iv.

Empoisonnement (Bị thuốc độc).

Dấu làm cho biết người bị thuốc độc.

Nhọn, mửa, khó chịu đau bụng đau ngực, khác nước, ra mồ hôi nhiều, hơ hãi, bất tĩnh.

Thường bà con đi thăm nói người bịnh uống thuốc độc gì.

Cách cho thuốc mấy người bị thuốc độc.

1°) Đem món thuốc độc ra. — Phải cho uống thuốc mửa (ipéca 1 gr. 50) hay là rửa bao tử.

2°) Trừ thuốc độc. Cho uống nước tròng trắng trứng gà cho uống magnésie calcinée hay là cau bicarbonatée.

3°) Chích thuốc khỏe, caféine, huile camphrée và uống nước nóng.

1°) *Thường thường người ta uống á-phiện đặng mà tự tử.* Vậy thì phải :

1°) Cho mửa hay là rửa bao tử.

2°) Chích thuốc khỏe caféine et huile camphrée cho bổ trái tim.

3°) Chà trên da người bịnh đặng cho nó thức dậy.

4°) Cho nó uống café đen hay là nước trà tàu cho nó đừng ngũ.

5°) Như thuốc á-phiện xuống ruột thì phải làm lavement purgatif (xổ).

Như mấy món ấy không thể cứu bịnh được, phải sửa soạn đồ chích xương sống mà thục thuốc caféine vô xương sống.

2° *Ăn nhằm nắm độc.* — Vậy thì phải :

1• Cho mửa hay là rửa bao tử ;

2° Chích thuốc huile camphrée, adrénaline, sérum artificiel như ĩa nhiều ;

3° Cho uống thuốc sirop d'éther hay là acétate d'ammoniaque.

3° *Uống nhằm acide (dầu nóng) như dầu hàng.*

Vậy thì phải : 1° Rửa bao tử nhẹ nhẹ với eau bicarbonatée;

2° Cho uống bicarbonate de soude 20 grs. trộn 200 grs. nước ;

3° Cho uống eau albumineuse ;

4° Chích thuốc morphine, đấp nước đá chỗ bao tử cho bớt đau và bớt mửa máu.

II Syncope (chết giả, chết giấc, máu-xâm).

Chết giấc khi nào sợ quá, đau quá, chảy máu nhiều, hít thuốc mê.

Cách chữa chết giấc. — Có 2 đều : phải làm cho trái tim nhảy và phải cho máu lên trên óc.

Vậy thì để người bịnh nằm ngửa, đầu thấp, mở quần áo, cho hưởi éther, ammoniaque, lấy khăn ước đập trên mặt.

Nếu làm mấy đều ấy mà người bịnh không tỉnh, thì phải chích caféine, éther và làm respiration artificielle.

III. *Asphyxie* — (chết ngột, ngộp).

Hoặc chết treo, thắc cổ, đất đè, ở nhà nào người ta đông đảo, hay là ở trong cầu tiêu, khi trời không tốt, hít thuốc mê.

Cách chữa chết ngột. — 1°) Để người bịnh nằm ngửa, mở áo quần.

2°) Vạch miệng ra, móc đàm, làm respiration artificielle và kéo lưỡi.

3°) Chà da cho mạnh cho máu chạy.

4°) Chích éther, caféine, huile camphrée.

IV. — *Cách cứu người bịnh chết trôi (noyé).* — 1°) Để người bịnh chết trôi nằm nghiên bên tay mặt, đầu cũng nghiên bên tay mặt.

2°, Vạch miệng ra.

3°) Làm respiration artificielle và kéo lưỡi

4°) Chà mạnh cho máu chạy và làm cho nóng da.

5°) Chích thuốc éther, caféine, huile camphrée.

Đoạn thứ V.

Analyses biologiques (các cách thử vi-trùng).

---

§I. — Thử nước đái.

Mấy thầy phải nhớ rằng: cái thận đề làm nước đái, thường hay đau, trong nhiều thứ bịnh. Cho nên quan thầy thường hay biểu thử nước đái rồi sẽ cho thuốc.

Vậy mỗi khi người bịnh mới vô nhà thương phải đề cho người ta một bình tiểu đặng đựng nước tiểu, coi người bịnh đái làm sao. (Nhiều hay là ít, vàng hay là đục). Rồi thử albumine và đường (1).

Cách thử albumine. — Lược nước tiểu mới đái vô trong một cái tube à essai, đốt ở trên, như nó đục, chỉ nghĩa là albumine hay là phosphate. Nếu chế một chúc acide acétique, rồi đốt lại, như cái sự đục đó tiêu đi thì là phosphate, như không tiêu, thì nó là *albumine.*

Cách đo albumine nhiều hay là ít. — Lấy cái tube d'Esbach, chế nước đái mới đái và đã lược rồi vô trong tube ấy, cho tới chữ U, chế Réactif d'Esbach cho tới chữ R, nhét nút rồi lắc một hồi cho nước thuốc và nước đái trộn lộn. Dễ đứng cho đủ 24 giờ. Rồi coi cái cặn trắng nó ở chỗ nào.

Thử sucre (Đường). — Lấy cái tube à essai đổ một chúc liqueur de Fehling, đốt cho sôi, coi liqueur de Fehling có hư hay không.

Rồi chế một chúc nước đái mới và đã lược, rồi đốt lại. Như nước đái có đường, thì nó đỏ như gạch táng nát vậy.

§II. — Cách thử vi-trùng.

Thường quan thầy hay kiếm vi-trùng trong đàm, hoặc trong máu, vân vân, đặng cho chắc chứng bịnh.

---

(1) Như người ta muốn cần dùng đồ nước đái đủ 24 giờ đặng thử, thì phải bỏ vô cái ve đựng nước tiểu 1cmc de la solution alcoolique de thymol à 10 pour 100 hay là 1cmc de la solution d'oxcyanure de mercure à 10 pour 100, đặng nước đái không dậy men.

Có một cách đó làm cho nước đái không hư và dễ thử.

Mấy thầy phụ sự làm việc ấy, phải làm kỹ đặng khỏi dơ mấy món đựng milieux de culture.

1° *Cách lấy đàm.* — Biểu người bịnh súc miệng cho sạch, đưa cho người ta một cái ống nhỏ sạch hay là một cái hộp kiến sạch. Đốt cái ose, vít một chúc đàm đặt đễ vỏ kiến sạch rồi thoa mỏng trên kiến ấy (1).

2°) *Cách lấy máu.* — 1°) *Lấy máu trong kiến đặng kiếm hématozoaire, éosinophile, vân vân.*

1°) Rửa rượu đầu ngón tay hay là trái tay.

2°) Bóp đầu ngón tay cho chặt.

3°) Lấy cái ngòi viết trồng trái, hay là một cây kim gầm, chích một cái cho sâu. Chùi giọt máu đầu rồi nặn giọt máu sau, đễ kiến vào, rồi lấy một miếng kiến nhỏ kéo mỏng ra.

Khi máu kéo mỏng ra rồi, thì lúc-lắc tấm kiến cho máu mau khô, (chẳng nên đốt mà làm cho máu khô).

Như muốn lấy máu còn ướt đặng coi liền thì lấy một giọt máu đễ chồng tấm kiến nhỏ (lamelle) lên rồi đễ vỏ kiến hiễn-vi mà coi.

Mấy miếng kiến lames và lamelles dùng trong việc ấy phải cho sạch sẽ. Như kiến còn mới phải ngâm rượu và lấy dẻ sạch trắng mà lau. Như kiến đã dùng rồi phải ngâm nhiều ngày trong một cái cristallisoir đựng:

> Bichromate de potasse 100 grammes.
> Acide sulfurique 100 grammes.
> Eau 100 grammes.

Rồi người ta rửa sạch.

Như kiến có dính huile de cèdre và baume de canada, thì phải nấu với carbonate de soude và phải ngâm acide sulfurique cho trôi dầu.

Lấy máu nầy phải tập lấy cho quen.

3°) *Lấy máu hémoculture và séro-diagnostic.*

1°) Tập seringue lớn và kim lớn.

---

(1) Muốn lấy đàm kiếm vi trùng ho lao và spirochète, phải dặn bịnh sớm mai lúc thức dậy súc miệng cho sạch, khạc đàm mà nhổ vô hộp Pétri sạch (nhờ nước miếng không đặng). Khi khạc đàm rồi thì phải đem đàm lên laboratoire mà thử lập tức.

2°) Cột tay người bịnh nằm thòng tay cho nổi gân xanh lên.

3°) Chùi rượu và teinture d'iode nơi cánh chõ.

4°) Ông thầy lựa gân xanh lớn mà chích, máu vô seringue.

5°) Khi seringue đầy rồi, thì mở caoutchouc, mở milieux de culture đặng quan thầy thụt máu vô ballon. Phải hơ lửa miệng ballon và đốt núc bông gòn.

4° *Cách lấy máu kiếm Wassermann.* — Cũng lấy máu một cách như nói trên đó, nhưng mà cho máu chảy vô ống tube sạch.

Phải lấy máu lúc sớm mai, dặn người bịnh đừng ăn uống gì hết, đặng cho khỏi lầm réaction.

5°) *Cách lấy mũ.* — 1° Cạo chỗ làm mũ;

2° Thoa teinture d'iode.,

3° Lấy seringue và kim, cho sạch mà chích, rút mũ, hay là lấy dao mổ đút pipette hút mũ, hay là lấy cái öse mà vít mũ rồi quẹt trên kiến.

6°) *Lấy nước mũi.* — Cho người bịnh uống iodure de potassum đặng làm cho sổ mũi. Lấy cái tampon stérilisé, thọc trong lỗ mũi váy lấy nước mũi (1), rồi quẹt trên kiến.

7°) *Lấy vảy trong cổ.* — Phải lấy pince sạch mà gắp ra, hay là lấy cái tampon stérilisé mà váy nó. Rồi quẹt lên kiến.

8°) *Mũ trong cổ.* — Lấy tampon stérilisé váy lấy mũ rồi quẹt trên kiến.

9°) *Lấy máu trong mục hạch.* — 1°) Thoa teinture d'iode trên mục hạch.

2°) Lấy seringue sạch chích chỗ mục hạch rút lấy máu hay là mũ, rồi quẹt trên kiến.

Thường người ta dùng cách đó mà kiếm con vi-trùng bịnh hạch (bacille de Yersin).

10°) *Lấy máu trong gan.* — Thường lấy máu gan mấy người chết rồi mà kiếm con trùng-độc bịnh hạch (Bacille de Yersin).

---

(1) Trong bịnh Encéphalite léthargique người ta để một cục bông gòn nhúng glycérine và eau distillée trong lỗ mũi đủ 24 giờ rồi sẽ lấy ra.

Phải lấy dao rạch chỗ gan. Rồi đút cái pipette vô mà hút lấy máu (phải dùng ống caoutchouc cho khỏi dính miệng) Rồi quẹt trên kiếng.

11°) *Cách lấy phẫn.* — Biểu người bịnh đi sông đừng đái trong bình tiểu.

Mỗi lần thử phẫn, nếu phẫn người bịnh cứng khô, thì phải để trên kiếng một chúc eau physiologique đặng tán cái phẫn ra cho dễ. Như muốn thử phẫn của người bịnh kiết, thì lấy một chúc đàm để trên kiếng rồi dễ miếng kiếng nhỏ lên mà coi. Thử phẫn bịnh kiết thì phải lấy phẫn mới mà thử mới thấy amibes.

12°) *Cách lấy nước trong bụng, nước trong mành bao phổi (plèvre) và nước xương sống.*

Cách chích lấy nước đó thì là quan thầy chích mà thôi. Nhưng mà mấy thầy phụ sự, giúp trong việc đó, phải làm cho sạch sẽ. Phải đốt miệng ve, đốt núc bông gòn. Phải biên tên tuổi, số trại và làm một tờ giấy fiche d'analyse đặng khỏi lộn của người bịnh nầy với người bịnh khác.

CHUNG

TABLE DES MATIÈRES

CHAPITRE II

OPÉRATIONS ET PANSEMENTS

Matériel et matériaux de pansement

CHAPITRE III
Pansements et Bandages

CHAPITRE IV
Soins aux blessés

TITRE II
Hygiène

Prophylaxie des principales maladies contagieuses

TITRE III

Notions usuelles de pharmacie

TITRE IV

Médications d'urgence

TITRE V

Analyses des liquides biologiques

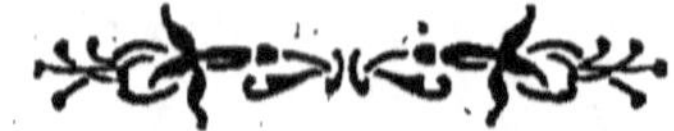

Tirage : 200 exemplaires

Saïgon, le 12 Mai 1923